遍用而是主令韵分不政久義

中华人民共和国科学技术部科技基础性工作专项资金项目

中医药古籍与方志的文献整理 （课题号：2009FY120300）

中医药古籍珍善本点校丛书

新刻幼科百效全书

[明] 龚居中 著

孙海舒 点校

学苑出版社

图书在版编目(CIP)数据

新刻幼科百效全书/(明)龚居中著；孙海舒点校.
—北京：学苑出版社，2015.10

ISBN 978 – 7 – 5077 – 4870 – 3

Ⅰ.①新… Ⅱ.①龚… ②孙… Ⅲ.①中医儿科学—中国—明代
Ⅳ.①R272

中国版本图书馆 CIP 数据核字(2015)第 216912 号

责任编辑：陈　辉
出版发行：学苑出版社
社　　　址：北京市丰台区南方庄 2 号院 1 号楼
邮政编码：100079
网　　　址：www.book001.com
电子信箱：xueyuanpress@163.com
销售电话：010-67601101(销售部)、67603091(总编室)
经　　　销：新华书店
印　刷　厂：北京广内印刷厂
开本尺寸：890×1240　　　1/32
印　　　张：4.5
字　　　数：90 千字
版　　　次：2016 年 5 月北京第 1 版
印　　　次：2016 年 5 月北京第 1 次印刷
定　　　价：28.00 元

新刻幼科急救推拿奇法卷之上

豫章　儒醫　龔居中　　
建邑　書林　劉大易　梓行
江斯臺

○保幼心傳說

夫人稟天地陰陽之氣以生若陰陽順行則精真若陰陽逆行則病生蓋由天地冷熱不和陰陽失序以致小兒寒作熱顛倒唇況作吵晝夜啼哭父母有倘偉之見疑于鬼神幸得師傳秘訣人之手足于另亦如樹之枝葉根本相同其或生喪旺棠枯俱是陰陽節度而無差殊卻說男子推上三關為熱退下六腑為涼任是昏迷霍氣口眼歪斜手足抽掣筋

法一應諸般樣疹莫不有口訣存焉先須推察明白盛後用

○手指五臟六腑歌

心經有熱作癇迷天河推過作洪池○肝經有病人多痺動脾土病能除○脾上有病食不進推動脾土效必應○肺經受風咳嗽多手把肺經父按摩○腎經有病小便塞推動腎水即救得○大腸有病泄瀉多好把太陽父按摩○小腸有病早來攻橫門肚門推可通○命門有病元氣虧脾土大陽八卦為之○三焦生病多寒熱天河六腑神仙訣○膀胱有病作淋痾腎水八卦運天河○膽經有病口作苦口從起始

精寧穴能醫呱氣小腸諸氣快如風

手法治病歌

水裡撈明月最涼清心止熱最為強飛經走氣能行氣赤鳳

搖頭助氣良黃蜂出洞最為熱陰陽走捏摩汗不出

後用之損散孔竅皆通泄按弦走捏摩動氣化痰多二龍戲

珠法半表重用他鳳凰單展翅虛浮熱能除猿猴業勢化

痰能動氣傳爾濟奢生此法君滇記

○推拿手訣

三關做法先捏心經點勞宮男推上三關退寒加暖屬熱

女友此退下為熱也

手面五指 卍

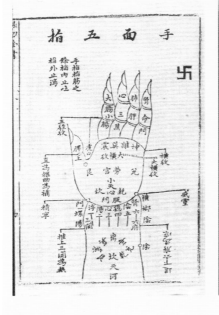

手指指筋之
除補內止吐
指外止瀉

望聞問切總論

望聞問切醫者先之。古人謂望而知之。謂神聖者望正面

之五色看虎口三關紋色也若小兒呌憥容變而真色雜觀

或手美獨物紋隱而真形雜雜必須諦聽麥聞而知之。謂聖

聞者，聞其妻之清濁也或中風而迷悶或久病而唇沉或口

痹咽痛而失音不得其真也須問疾悶而知之。謂工問者

問其得病之因而欲知小兒不能言。須稍長而

語不足信詢其父母得病之由則易為調治多有病家不肯

言其致病朔末必須察脈以決諸症切而知之。謂巧切者

切脈之法，一亦欲滑爲也蓋小兒骨脈未全血氣未定呼及

新刻幼科分門症論卷之中

宝谿　儒醫　龔應圓　纂著

建邑　書林　劉龍田　校刊

胎熱

胎熱者由母娠之時氣稟受烹傳睡炕及怒服溫劑致令熱
畜於內薰蒸胎氣兒生之后或壯熱緊啼面紅唇赤眼目赤
腫鵜口重舌遊丹毒溺赤眼翻天吊皆胎熱之症也
不可醫永速劾令乳毋忌鵝魚葵傳辛辣之物又服調氣
養血清解之藥釀乳哺之兒服犀角解毒湯（一）合渫朱散（三）
隨症加減通用大連翹飲（三）

（十）倏急危治嘔夜門內的

葵蔥湯淋洗其腹又用燕艾帝上烘熱以帕子包熨臍腹
間頻換其痛漸止

苡藥湯治夜啼及泄瀉

（土）
白芍　濼瀉　井草　薄荷　木香　大田　吳茱萸
生姜

（合九）治吐瀉醫師牙關緊硬不省入爭

（土）蘇合九

青木香　訶子皮　安息香　白檀香　射香
薰陸香　白木　砒角　沉香　草撥
丁香附各二兩　蘇合香油共為末用安息香

為末男研珍珠射香少許秘勻麥門冬湯調下

胎黃

兒生下遍身面目皆黃狀如金色壯熱溺赤啼由娠母
受濕熱傳扵胞胎也治宜地黃茵陳湯（七）主之

三者之候名異而原一也皆由斷臍結縛不緊為水濕冷
之氣侵入臍中傳之扵心蘊富其卯沒傳脾絡其候舌強
青口葉擂閉膜滿臍腫多啼由熱溺赤臍管裡氣鬱結運開不通也四股
冷底甲黑者即妦口葉不開者用南星太皮為末加水片
少許用指蘸生薑汁扵牙齦上撩之立開方用藥若脣撮急

雷丸各五錢　其草　阿魏各三錢　人參　白术

茯苓名五錢石為末沙糖丸如彈子大每用一丸以絹袋

盛之用豬裡脊肉四両同煮熟與兒食汁次口仍煎浸

再服

蘆薈丸　治丁奚哺露

蘆薈　人參　白术　茯苓　山藥　木香　陳皮

青皮　麥芽　神曲　當歸各三錢　檳榔二個

射者　少許右為末豬肝打麵糊丸如麻子大或蜜丸如圓

眼大清米湯化下

芷稍散治為牙疳

一小兒因母有勞病其母遇勞即發見欲其乳亦宜用六君

桔梗桑皮杏仁治之母子並愈

一小兒初生宜先濃煎黃連甘草湯急用軟絹或絲綿包裹

蘸藥擦出口中惡血倘或不及即以藥湯灌之待吐出惡

沫方與乳吃令出痘亦稀少

一小兒生四五個月止與乳吃六個月以後方與稀粥吃一

周歲以前切不可吃葷腥并生冷之物令兒多疾若待二

三歲後臟腑堅厚腸胃旣壯與葷腥方好

一小兒初生臍帶脫落取置新瓦上用炭火回圍燒至烟將

盡放土吃上用瓦盞之類盖之存性研為細末預將引

○小兒

糊為丸龍眼樣

小兒泄瀉用豬苓澤瀉不油白木兒白盡中挂為細末每

服滾水調下靈

○治噎

小兒年一歲零四個月時因乳少吃粥飯過多成積又因

多吃麵食遂成積痢先水泄後膿血其症極重時已新乳

飲食少進睡不閉目肛門如竹筒手指紋已過命關明是

不治症子設法治之用清熱消積等藥緩～用茶是桃灌

之覺兒精神極困時又另用人參麥門冬濃湯少～與之

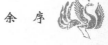

余　序

　　在当前弘扬中医药文化的历史时期，核心工作之一是收集、整理、研究历代中医药的典籍。在多种医著中，寓有儒、理、释、道和杂家等诸多论述，这无疑是极可珍视的优秀传统文化内容。"中医古籍珍善本点校丛书"的编纂，在古籍图书（包括若干优选的古抄本）的精选方面多所致意。整理者针对所选的每一种医著，撰写《导读》，提示该书的学术精粹，运用古今哲学思想，结合学术临床，指导读者阅习的重点，使该丛书在规范传承的基础上，具有更高的学术品位。

　　这套丛书的主编曹洪欣教授，是中医名家，曾在中国中医科学院担任院长，多年来一直从事学术与临床研究。他十分重视中国中医科学院图书馆收藏的中医药珍本、善本的整理与研究，并与相关专家合作有宏编刊行于世。

　　"中医古籍珍善本点校丛书"所选录的医籍只有符合"淹贯百家"、世传刊本少、学术临床独具特色的特点方能入编，同时，通过整理、研究和撰写《导读》，使读者从中选阅、借鉴，这是整理者们对弘扬中医药文化所做出的积极贡献。

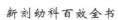

　　清代医家京师叶天士曾告诫后世学者：学习先贤的学术经验，不能"越规矩，弃绳墨"（《叶选医衡》），而古籍珍本善本的学术优势，就是它比较完整地保存了传统医药文化中的规矩、绳墨，后世学者通过精选、整理、研究古代医籍，为中医药学的传承、创新，指导读者阅习书中的学术精粹，更好地为大众医疗保健服务而有所贡献。

　　我毕生从事中医古籍、文献的学习与研究，力求与临床诊疗相融合。我很赞赏原人大副委员长许嘉璐先生在2013年北京国子监召开的"中医养生论坛"上说的一段话："中医药最全面、最系统、最具体、最切实地体现了中华文化。""中医古籍珍善本点校丛书"的编辑出版，是对弘扬中华文化做出的新建树，故在泛览该丛书之余，感奋、欣喜，并乐为之序。

中国中医科学院

余瀛鳌

2014 年 9 月

前　言

　　中医古籍是中医学术的重要载体，蕴涵着丰富的中医文献资料和宝贵的医学精华。几千年来，中医古籍在流传过程中，或因家传秘授，或因战火兵燹，或因乏资刊刻等原因而为世人罕见，部分古医籍甚至成为孤本或绝版，其中大量历代医家的学术经验未获充分发挥与运用，几近淹没。中医珍稀古籍不可再生，对其整理和研究是实现抢救性保护与发掘的重要手段，对于中医药学术传承和发扬具有重要意义。

　　60 年来，党和政府高度重视中医药事业发展，陆续开展了多个中医古籍整理出版项目，取得很大成绩，但仍然有许多珍稀中医药古籍有待发掘和利用。针对中医药珍稀古籍濒危失传严重的现状，2009 年，国家科技部基础性工作专项基金资助了"中医药古籍与方志的文献整理"项目，旨在对中医古籍和方志文献中具有重大学术价值的中医文献予以整理和挖掘。

　　该项目研究中的一项重要内容，是以《中国中医古籍总目》为基础，参考其他相关书目资料，按照选书标准，选择 40 余种未系统研究或整理、具有较高学术价值的珍本医书点校整理出版。这些珍稀中医古籍是从 200 种珍本医籍（均为稀有版本，仅存 1~2 部）中遴选而来，并通过实地调研、剖析内容、核实版本、详查书品，从学术价值、文献价值、版本价值、书品状况等方面进行综合评价，选择其中学术价值和文献价值较高者。除按照现行古籍整理方法予以标点、校对、注释外，为突出所选古籍学术特色和价值，由点校整理者在深入研究原著的基础上，对每一种古籍撰写导读，包括全书概述、作者简介、学术内容与特色、临床及使用价值等，对于读者阅读掌握全书大有裨益。几易寒暑，书凡 40 余册，结集出版，名为"中医古籍珍善本点校丛书"，以飨读者。

本套丛书的出版，对于中医古籍的整理与研究仅仅是阶段性成果，通过项目培养团队和专业人才也是我们开展课题研究的初衷之一。希望此项工作能为古医籍的研究和挖掘起到抛砖引玉的作用，以使中医学术薪火永续，为人类的健康和医疗卫生事业做出贡献。

限于水平，整理工作中难免有不足之处，敬祈同道指正。

中国中医科学院

曹洪欣

2014 年 9 月

《新刻幼科百效全书》导读

全书概况

《新刻幼科百效全书》，共分三卷，《卷之上》论述幼儿的生理特点以及辨证要诀，《卷之中》论述幼儿的常见病症以及治疗，《卷之下》述及"诸方总录"和"验案"，属于比较完整的儿科专著。书中还配以图片，用以说明幼儿手部的治疗部位作用等，不同于成人。该书记载方剂二百余首。《幼科百效全书》还见于日人丹波元胤《医籍考》和丹波元简《观聚方要》中。据《全国中医图书联合目录》记载，上海图书馆藏有《幼科百效全书》的崇祯刻本，该书具有珍贵的学术与文献价值。

作者简介

《新刻幼科百效全书》，作者为晚明医家龚居中。龚居中（？—1646），字应圆，别号如虚子、寿世主人，江西金溪人，出身中医世家，著有《红炉点雪》、《幼科百效全书》等多部著作。

学术内容与特色

该书《卷之上》，先论小儿生理特点，特别提及家传秘法手诀。卷之上的顺序依次为：保幼心传说、手指五脏六腑歌、断死生惊诀法、五指筋图、手六筋图、手背面图、手面五指图、左手图、右手图、斗肘之图、脚穴之图、家传秘法手诀、推法妙诀歌、手法治病歌、推拿手诀、掐手背穴法、掐手面穴法、手六筋、手五经、推脏腑之法、度诸惊之法、除杂症之法、望问闻切总论、正面形图、望面色西江月、玄微锦经、看面断生死日期、观虎口三关脉纹、水镜要诀、辨指冷热歌、闻声音西江月、又识小儿叹气歌、问病歌、诊脉要决歌、死症辨、变蒸论、五脏虚实相乘共37条。章节多以歌赋形式呈现，便于诵记，如推法妙诀歌："三关出汗行经络，发汗行气此为先，倒推大肠到虎口，止泻止痢断根源。"

《卷之中》则描述了小儿常见病，共计59症，每症之下又论述病因、症状、诊断、治疗、方剂。方剂后还标明编号，方便阅读和查找。如"有伤风热，致心热盛而惊，肝邪动而发搐治先发散，通心气疏肝经，安魂退热之剂。有伤暑热而发惊搐，人事不苏，脉沉细数，治宜消暑清饮（二十二）"。书中常见小儿病症有：胎热、胎寒、痢、癖痞、肿胀、不寐多困、诸热、诸血、痉病、汗、黄疸、时毒、诸淋、遗尿、大便不通、小便不通、伤风寒等，齿病、口疳疮、重舌木舌等，胎毒疮、胎毒发丹、赤游火丹、天疱疮、恶核瘰疬、痱疮、黄水疮等，其他还有解颅、囟填、囟陷、天柱骨倒、五软、五硬、龟胸、龟背等症。

《卷之下》的特点也十分明显，记载的方剂为 200 首，按序编号，依次按照方名、主治、药物、剂型、服法、宜忌而排列，便于应用，而且保留了明代小儿常用方剂的一手资料。

该书最后还记载了"治验"，比如，"小儿三岁四岁期，多有偏坠痛无时，或成个大并个小，只合制遇茹散宜，香薷厚朴同枳壳，生姜自汁炒匀奇，术通扁豆连甘草，姜车煎服便能医"。

全书从理、法、方、药以及手法等方面，图文并用的表述方式，是一部比较完整的明代儿科专著。

点 校 说 明

一、关于本书使用版本：据中医古籍出版社《中医古籍孤本大全》影印本。

二、点校整理主要采用理校方法，理校只对书中明显错讹之字予以改正，径改不出注。

三、按现行出版通例，将原书竖排改为横排，正文中双行小字一律改为大字。

四、书中标点采用现代规范新式标点，并按现行行文规范及实际内容对原书进行合理分段。

五、对原书中的繁体字，皆改为现行通用简化字，有特殊需要的仍使用繁体字。

六、凡书中出现的异体字、古今字、通假字，一律改为现行通用简化汉字编排，不再出注。

七、书中方位词"左""右"依现在习惯并改为"上""下"。

八、原书稿缺字处以□表示。

点校者

1

目 录

中医药古籍珍善本

新刻幼科急救推拿奇法卷之上

预章　儒医　龚居中　编著
建邑　书林　刘大易　刊行
　　　　江斯熹

保幼心传说

夫人秉天地阴阳之气以生。若阴阳顺行则精爽，若阴阳逆行则病生。盖由天地冷热不和，阴阳失序以致小儿乍寒乍热，颠倒昏沉。作吵昼夜啼哭，父母有偏僻之见，疑于鬼神，幸得师传秘诀。人之手足于身，亦如树之枝叶根本相同，其发生衰旺荣枯，俱是阴阳节度而无差殊。却说男子推上三关为热退，下六腑为凉。任是昏迷霍乱，口眼歪斜，手足抽掣筋跳。一应诸班杂症，莫不有口诀存焉，先须推察明白，然后用法施之，治病无不效矣。

手指五脏六腑歌

心经有热作痴迷，天河推过作洪池。肝经有病人多痹，推动脾土病能除。脾上有病食不进，推动脾土效必应。

肺经受风咳嗽多，手把肺经久按摩。肾经有病小便塞，推动肾水即救得。大肠有病泄泻多，好把太阳久按摩，小肠有病早来攻，横门腋门推可通。命门有病元气亏，脾土太阳八卦为。三焦生病多寒热，天河六腑神仙诀。膀胱有病作淋疴，肾水八卦连天河。胆经有病口做苦，只从妙法推脾土。胃经有病寒气攻，凉土肺经除去风。

断死生惊诀法

囟门八字甚非常，惊透三关命必亡。初关乍入亦进退，次节相亲亦可防。筋赤必是因膈食，筋青端的水火伤。筋

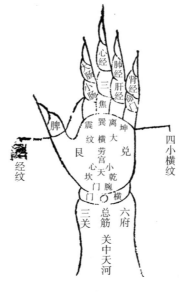

五指筋图

运大指阴症候，筋若生花必不祥。筋带悬针主吐泻，筋纹关外命难当。四肢软瘫腹膨胀，吐乳皆因乳食伤。鱼口鸭鸣并气急，犬吠人吓自惊张。诸风惊症宜推早，如若推迟命必亡。二仙晋下神仙诀，后学能精第一方。

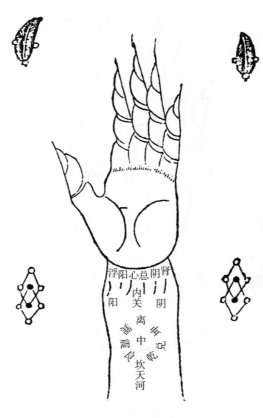

手六筋图

中医药古籍珍善本

掐五指节能苏醒，一掐二扇门发五脏六腑之汗
揉外劳宫发五脏六腑之热
掐阴池止头疼温和亦发汗热
掐一宫风止肚疼属火亦发汗去风
掐精宁穴除气急吼病
掐威灵穴治小儿临危惊风卒死急气喘
掐外关侠治转经吐泻和温

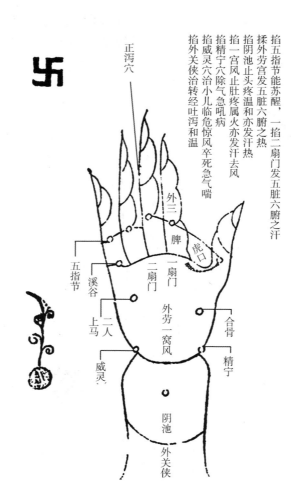

正泻穴
外三
脾
虎口
五指节
溪谷
上马
二人
威灵
一扇门
二扇门
外劳一窝风
合骨
精宁
阴池
外关侠

手背面图

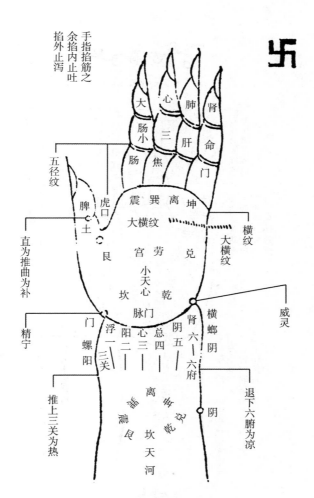

手面五指图

中医药古籍珍善本

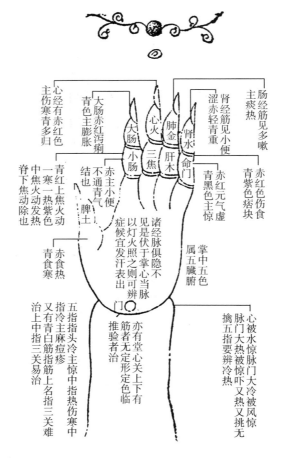

肠经筋见多嗽
主痰热

肾经筋见小便
涩赤轻青重

心经有赤红色
主伤寒青多归

青色主膨胀

大肠赤红泻痢

大肠 心火 肺金 肾水
小肠 三焦 肝木 命门

赤红色伤食
青紫色痞块

赤红元气虚
青黑色主惊

青红上焦火动
一寒一热紫色
中焦火动发热
脊下焦火动除也

赤主小便
不通青气
结也
脾土

诸经脉俱隐不
见是伏于掌心当脉
以灯火照之则可辨
症候宜发汗表出
门

掌中五色
属五脏腑

心被水惊脉门大冷被风惊
脉门大热被惊吓又热又挑无
搦五指要辨冷热

亦有堂心关上下有
筋者无定形定色临
推验者治

赤食热
青食寒

五指指头冷主惊中指热伤寒中
又指冷主麻痘疹
又有青白筋指筋上名指三关难
治上中指三关易治

左手图

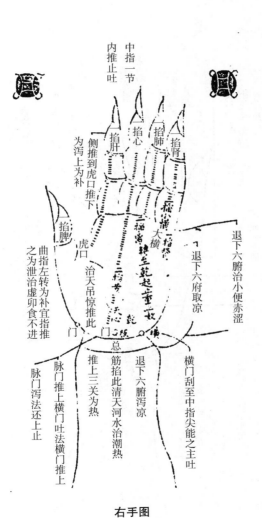

中指一节
内推止吐

掐心

掐肺

掐肾

掐肝

侧推到虎口推下
为泻上为补

大横

掐脾

虎口

脉门

治天吊惊推此

曲指左转为补宜指推
之为泄治虚治卯食不进

脉门泻法还上止

脉门推上横门吐法横门推上

推上三关为热

退下六腑泻凉

筋掐此清天河水治潮热

横门刮至中指尖能之主吐

退下六腑泻凉

退下六腑取凉

退下六腑治小便赤涩

右手图

7

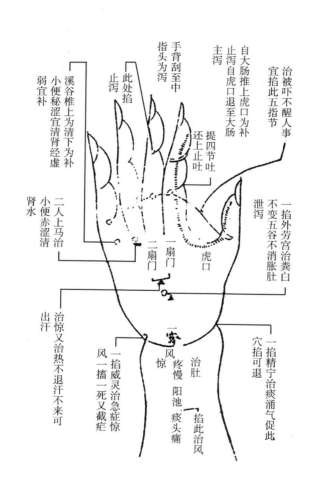

治被吓不醒人事
宜掐此五指节

自大肠推上虎口为补
止泻自虎口退至大肠
主泻

手背刮至中
指头为泻

此处掐
止泻

溪谷椎上为清下为补
小便秘涩宜清肾经虚
弱宜补

肾水

二人上马治
小便赤涩清

治惊又治热不退汗不来可
出汗

提四节吐
还上止吐

一掐外劳宫治粪白
不变五谷不消胀肚
泄泻

虎口

二扇门
二扇门

一窝
风惊

一掐威灵治急症惊
风一搐一死又截疟

治肚
疼慢
阳池·痰头痛

一掐此治风

一掐精宁治痰涌气促此
穴掐可退

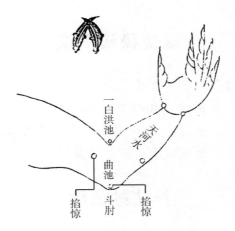

一白洪池

天河水

曲池

掐惊　斗肘　掐惊

斗肘之图

男左手右脚
女右手左脚

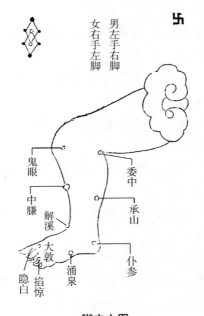

鬼眼

委中

中臁

承山

解溪

大敦

仆参

隐白　掐惊　涌泉

脚穴之图

中医药古籍珍善本

家传秘法手诀

　　女子以内下为三关，外上为六腑。男子以外上为三关，内下为六腑。如横纹至中指尖上掐之，主吐。如手背括至中指头上掐之，主泻。如腋门推下横纹为吐法，如横纹推上腋门为泻法。如要饭泻之，肘手腋门对掐之即泻。

推法妙诀歌

　　三关出汗行经络，发汗行气是为先，大肠侧推到虎口，止泻止痢断根源。

　　脾土曲补直为清，饮食不进此为魁，疟痢羸瘦并水泻，心胸痞痛也能开。

　　掐肺一节与离经，推离往乾中要轻，冒风咳嗽并吐逆，此经推效抵千金。

　　肾水一纹是后溪，推下为补上为清，小便闭塞清之妙，肾虚方便补为奇。

　　六筋专治脏腑热，遍身潮热大便结，人事昏沉总可推，去病浑如汤泼雪。

　　总筋天河水除热，口中热气并拉舌，心经积热火眼攻，推之即好真妙诀。

　　四横纹和上下气，吼气肚疼皆可止，五经能通脏腑热，八卦开胸化痰逆，胸膈痞满最为先，不是知音莫与接。

　　阴阳能除寒与热，二便不通并水泄，人事昏沉痢疾攻，救人要诀须当竭。

天门虎口揉斗肘，顺气生血方是妙，一掐五指爪节时，有风被吓要须知。

小天心能生肾水，肾水虚少须用意，腋门专治气促攻，扇门发热汗宜通。

一窝风能治肚痛，阳池专一治头疼，二人上马清补肾，威灵卒死可回生，精宁穴能医吼气，小肠诸气快如风。

手法治病歌

水底捞明月最凉，清心止热最为强，飞经走气能行气，赤凤摇头助气良。

黄蜂出洞最为热，阴症白痢并水泄，发汗不出后用之，顿教孔窍皆通泄。

按弦走搓摩，动气化痰多，二龙戏珠法，半表里用他。

凤凰单展翅，虚浮热能除，猿猴摘果势，化痰能动气。传而济苍生，此法君须记。

推拿手诀

三关：做法，先掐心经，点劳宫，男推上三关，退寒加暖，属热；女反此，退下为热也。

六腑：做法，先掐心经，点劳宫。男退下六腑，退热加凉，属凉；女反此，推上为凉也。

黄蜂出洞：

大热。凡做此法，先掐心经，次掐劳宫，先开三关，后以左右二大指从阴阳处起，一撮一上，至关中离坎上掐穴，发汗用之。

水底捞月：

大寒。做法：先清天河水，后五指皆跪，中指向前跪，四指随后，右运劳宫，以凉呵之，退热可用。若先取天河水至劳宫，左运呵暖气，主发汗，亦属热。

凤单展翅：

温热。凡做此法，用右手大指掐总筋，四指翻在大指下，大指又起又翻，如此，做至关中，五指取穴掐之。

打马过河：

温凉。凡做此法，右运劳宫毕，屈指向上，弹内关、阳池、间使，天河边，生凉退热用之。

飞经走气：

顺气。凡做此法，先运五经，后五指开张一滚，做关中用手打拍，乃运气行也，治气可用。又以一手推心经，至横纹住，以一手揉气关，通窍也。

按弦搓摩：

化痰。凡做此法，先运八卦，后用指搓病人手，关上一搓，关中一搓，关下一搓，拿病人手，轻轻慢慢而摇，化痰可用。

天门入虎口：

顺气。凡做此法，用右手大指掐儿虎口，中指掐住天门，食指掐住总位，以左手五指聚住揉斗肘，轻轻慢慢而摇，生气顺气也。又往自乾宫经坎艮入虎口按之，清脾。

猿猴摘果：

消导。凡做此法，以两手摄儿螺蛳上皮，摘之，消食可用。

赤凤摇头：

助脾和血气。凡做此法，以两手捉儿头而摇之，其处在耳前梢上，治惊也。

二龙戏珠：

温和。此法以两手摄儿两耳轮戏之，治惊眼吊，向左吊则右重，右吊则左重；如初受惊，眼不吊，两边轻重如一，如眼上则下重，下则上重。

丹凤摇尾：

做此法，以一手掐劳宫，以一手掐心经，摇之，治惊。又法以一手掐威灵、精宁穴，以一手掐三经摇之，治阴。

黄蜂入洞：

做法，屈儿小指，揉儿劳宫，去寒风也。

凤凰鼓翅：

做法，掐精灵二穴，前后摇摆之，治黄肿也。

孤雁游飞：

凡做法，以大指自脾土外边推去，经三关、六腑、天门、劳宫边，还主脾土，亦治黄肿也。

老汉扳缯：

做法，以一指掐大指根骨，一手掐脾经摇之，治痞块也。

斗肘走气：

以一手托儿斗肘运转，男左女右，一手捉手摇动，亦治痞。

掐手背穴法

一掐威灵穴，专治小儿急症惊风一搐一死，此症有声可治，无声不治。

二掐二扇门，专治小儿热不退汗不来，用心掐此，汗必如雨，不宜太多，就止。

三掐精宁穴，能治小儿气促痰涌气急，如此掐即散。

四掐二人上马穴，能治小儿小便赤涩，清补肾水有准。

五掐外劳宫，专治小儿粪白不变，五谷不消，肚腹泄泻。

六掐阳池穴，专治小儿风痰之症，表散久揉有效。

七掐一窝风，专治小儿久病，或慢惊等症皆除。

八掐五指背一节，专治小儿被惊被吓，掐此穴能苏人事。

九掐龟尾并揉脐，治小儿水泻、乌沙膨胀、脐风、月家盘肠等惊，揉脐法以斗肘，揉毕又以左大指按儿脐下丹田，以右大指周围搓摩之一往一来。

十掐斗肘下筋曲池上总筋，治急惊。

掐手面穴法

一掐心经，二掐劳宫，三推上三关，为热乃谨用之法。先开三关，后做黄蜂出洞入洞。发汗有准，诸疾离身，人事安稳。

一掐肺经，二掐离宫，离上起，乾上止，中间轻，两头重，善治肺家之咳嗽，有热尽除。

一掐大肠经，侧推到虎口，推上为补，治小儿泄泻，退下主泻。

一掐肾经，二掐小横纹，退六腑，治小便赤涩。

一掐脾土，曲肘左转为补，直指推之为泻，治虚弱乳食少进。

一掐肾水下节，二掐肾下大横纹，退六腑为凉，退潮热甚效。

一掐总筋，清天河水，退热甚效。

一分阴阳，曲儿拳于手背上四指节，促中往两下分之，分利气血，专治肚腹膨胀泄泻，脏腑虚弱，或大小便不通。

一运八卦，以大指运之，男左女右，能治胸膈之痰结聚。

一运五经，以大指往来搓五经纹，能动脏腑之气不和。

一推四横，以大指往来推四横纹，能和上下不足之气，或气急气喘肚腹疼痛之症。

一运小天心，能治小儿天吊惊，口眼歪斜。又能生肾水，如疟疾，少用此法。

一运水入土，做法以一手从肾经推去，兑乾坎艮，至脾土按之。能治脾土虚弱，肾水赤涩。如肾水频数，即运土入水，照前法反面是也。此法甚妙，十有九生。

一推腋门，能治气促气攻之症，甚是有效。

手六筋 从大指边向里数也。

第一，赤筋。乃浮阳属火，以应心与小肠。主霍乱，外通舌；反则燥热，却向乾位掐之，则阳自然即散也。又舌横门下本筋，掐之，下五筋仿此。

第二，青筋。乃阳属木，以应肝与胆。主温和，外通两目；反则赤涩多泪，却向坎位掐之，则两目自然明矣。

第三，总筋。位居中属土，总五行以应脾与胃。主温暖，外通四肢、腋门。反则主肠鸣霍乱，吐泻痢症，却在中界掐之，则四肢舒畅矣。

第四，赤淡黄筋。居中分界，火土兼备，以应三焦。主半寒半热，外通四大板门，周流一身。反则主壅塞之症，却向中宫掐之，则元气流通，除其壅塞之患矣。

第五，白筋。乃浊阴属金，以应肺与大肠。主微凉，外通两鼻孔。反则胸膈胀满，脑昏生痰，却在界后掐之，妙也。

第六，黑筋。乃重浊纯阴，以应肾与膀胱。主冷气，外通两耳。反则主尪羸昏沉，却在坎位掐之，妙甚矣。

手五经

肾经，如内热外寒，掐此即好。

阳经，如作冷，掐此即出汗好。

心经，如作寒，掐此转热。

阴经，如作热，掐此转凉。

总筋经，诸惊在此处，总掐之即效。

掐足诀 男左手右足，女右手左足

大敦穴：治鹰爪惊，本穴掐之就揉。解溪穴：治内吊惊，往后仰，本穴掐之就揉，或一名鞋带穴。中廉穴：治惊来急，掐之就揉。涌泉穴：治吐泻，本穴掐，左转揉之，吐即止；右转揉之，泻即止。左转不揉，吐。右转不揉，泄。男依此，女反之。仆参穴：治脚掣跳，口咬，本穴就揉，左转补吐，右转补泻。又惊又泻又吐，掐此穴及脚中指有效。承山穴：治气吼，本穴掐之又揉。委中穴：小儿望前扑，掐此。

推脏腑之法

退心经热病，以天河水为主，退六腑，推脾土，推肺经，运八卦离兑，重分阴阳。

挠小天心，二人上马，掐五指节。水底捞月，打马过天河，入虎口，揉斗肘。

退肝经之病，以脾土为主。运八卦艮一重，推大肠心经，清天河，飞经走气。凤单展翅，按弦搓摩。

退脾经之病，以脾土为主，推三关，运八卦艮一重。推肺位，分阴阳，推四横纹，运八卦，天门入虎口。

退肺经之咳嗽，以肺经为主，推肾水，分阴阳，凤展翅，二龙戏珠，天门入虎口，揉斗肘。

退肾经之病，以肾水为主。推上三关，退六腑，推脾二人上马。运八卦兑重，运土入水。打马过天河，猿猴摘果，赤凤摇头。

退大肠之病，以大肠为主，推脾土揉脐及龟尾。运八卦艮离乾，运土入水。推肺经，推外关侠，按弦摩。

退小肠之病，以横纹腋门为主，揉精灵穴，推二关运八卦，按弦摩。

退命门之病，以脾土为主。推三关，分阴阳，推肺运土入水。天门入虎口，飞经走气。

退三焦之病，以天河六腑为主。揉小天心，推脾土，运八卦。运五经，掐五指，按弦摩。

退膀胱之病，以肾水八卦天河为主，揉小天心，二人上马，清心经，水底捞月。

退胆经之病，以脾为主，推三关分阴阳，二龙戏珠，双龙摆尾，按弦摩。

度诸惊之法

一口中拉舌，四肢冷，口含母乳，一喷一口清烟，肚上起青筋，气急，即蛇丝惊。乃心中有热，推三关五十，运天河水二百，退六腑一百。分阴阳一百，运八卦一百，运水入土十五，运二经水底捞月五十，用灯火胸前六燋。小便头上隔衣轻轻掐之，将蛇蜕四足缠之，即好。

一头向上，四肢舞，即马啼惊。因风被吓，推三关一百，推肺经二百，运八卦五十。推脾土一百，运五经七十。推天河一百，水底捞月走气二十。天心穴掐之，再心经总经掐之。急用灯火手足肩膊上一燋，喉下三燋，脐下一燋，便使气不进不退，浮经掐之。

一肚响，遍身软，唇白眼翻，即水泻惊，乃脏腑有寒，乳食所伤。男左女右转推三关三百，分阴阳二百，推脾土二百，推大肠二百，推二扇门二十。黄蜂入洞一十，将掌心揉脐及龟尾五十，后将灯火断之，颊车各一燋，更推眉心，演手总筋脚，上照格，断火便安。

一遍身热，气吼喘，口渴，手足常掣，眼红，即热潮惊，伤风感寒之症。推三关二十，推肺经二百，推脾土一百，运八卦分阴阳一百，二扇门二十。要汗，清心经二百，汗后再加退六腑二百，水底捞月五十。

一口唇黑四肢掣，青筋过脸，肚腹膨胀，即乌沙惊，此因好吃冷物，五脏有寒。推三关二百，推脾土二百，运八卦一百，推四横纹五十，分阴阳三十，二扇三十，黄蜂出洞二十，将手心揉脐五十，用灯火青筋逢上七燋，背后亦断青纹头上各一燋，又将黄土一块，碗研烂为末，浓醋一钟，锅内炒过，将手袄包在头，往下推引入脚，用针刺破为妙，用灯心火四心断之。

一大叫一声即死，眼闭一掣跳，即乌鸦惊，乃被吓，心急有热。推三关三十，清天河水一百，清肾水五十，运八卦一百，天门口五十。揉脐五十，用老鸭蒜晒干，车前共为末，酒水调心窝贴之，用灯火于囟门，口角上下肩膊。掌心、脚跟眉心心演，鼻梁各一燋，或脚来或手来，用散麻缠之，若惺气急，皆总筋一燋，即百劳穴掐之，亦好。吐乳掐之，足心妙。

一口吐白沫，四肢摆摇，眼翻白，即是鲫鱼惊，因寒被吓，肺经有病。推三关一百，推肺经二百，推脾土一百，推天河水五十，运五经五十，按弦搓摩五十，掐五指节三次，囟门灯火四燋。口角上下各一燋，用鲫鱼燋灰为末，或汤或酒调下。周半岁以上，用捞鱼网温水洗鱼涎吞之，五七日便好。

一气吼肚胀青筋裹肚，眼翻白，即膨胀惊，皆因乳食所伤。五脏有寒推三关一百，推脾土二百，推肺经五十，运八卦五十，分阴阳五十，将手揉脐五十，按弦走搓摩精灵穴二十，用灯火青筋孪上四燋，脚软龟尾骨上一燋，若吐，心窝上下四燋，脚软兔眼穴一燋。手软，倒蹭后手拐节弯上一燋。头软，天心一燋，脐上下一燋，不开口，心口一燋，一指住下。

一夜啼哭，四肢掣跳，哭声不知，即夜啼惊，乃被吓，心经有热。推三关二十，清天河水二百，退六腑一百，分阴阳，清肾水五十，水底捞月五十。

一至晚昏沉，人事不知，口眼歪斜，手足跳掣，即宿沙经，乃是寒热不均。推三关五十，退六腑五十，补脾土五十，运八卦五十，指节十下，分阴阳五十，按弦搓摩二十。

一手握拳，四肢掣跳，口歪眼偏，一惊就死，即急惊风，乃补吓感风之症，推三关二十，推脾土二十，推肺经五十，运卦五十，推四横纹五十，运五经二十，猿猴摘果二十，掐五指节三次，后用灯火断鼻梁，眉心，心演总筋足鞋带，以生姜热油擦之或在臁上，阴阳掐之。

一咬牙嘴眼闭，四肢掣跳，人事不省，即慢惊风，乃脾胃久虚，被吓多次，非是一日之病。推三关一百，补推脾土二百，掐五指节二十，运八卦二百，天门入虎口二百，揉斗肘二百，赤风摇头二十，运五经二十。此经难救，掐住眉心，两太阳心演，用炒粉热油推之。用灯火手心足心各四燋，心窝上下三燋妙。

一撮口吐涎，四肢掣动，攒拳，眼偏左右，即脐风惊。翻脐不乳者，用十两小鸡割开铺脐上，揉热即安。此症须看三朝一七，两眼角起黄丹，夜哭，口内喉演有白泡，针破出血即效。推三关一十，推肺经十一，将灯火脐上七燋。大指节各四燋，涌泉四燋，囟门四燋，喉下心平各一燋。

一四肢向后头仰上哭声不出，即孛弓惊，乃肺经风痰之症。推三关一百，赤风摇头二十，推肺经一百，推四横纹二十，推脾土二百，补肾水三百，运八卦一百，分阴阳二十。将灯火脚膝上四燋，背筋缝上七七燋，喉下三燋，将内关穴中界掐之，内关穴土二寸中门。

一头向上，哭声号叫，眼翻不下，口歪，鼻流清涕，即尺吊惊，乃肺经有热。推三关五十，推脾土一百，推肺经二百，补肾水五十，分阴阳一百，飞经走气十下。将手青筋掐之，或脐上下，用灯火提之。眼翻望天，将两耳珠掐之，又总心穴往下掐，枢之效。头后仰，脚往后伸，手往后撑，灯火囟门四燋，两眉二燋，可用雨伞一把，撑起，将鸢一只吊在伞下，扎住嘴取涎水，与儿吃便好。

一哭声不止，遍身战动，脸青眼黄，口歪掣跳，即内吊惊，乃脾土有疾。推三关五十，推肺经一百，推脾土一百，运水入土一百，推肾水五十，分阴阳五十，按弦搓摩五十。再用竹沥与小儿吞下，可用黄蜡二钱，油茶二钱，飞盐二钱，擂为末，皂角末五分，酒醋各小半盅于锅内，将茶同化开，蜡成饼，贴心窝内，一时去药。又云筋倒，用胶枣三枚，杏仁三十粒，银子磨水为饼，贴手足心，即好。

一小儿落地，或软或硬，不开口如哑子形，即胎惊，乃腹内胎毒致病。推三关三十，分阴阳一百，退六腑五十，补脾一百，飞经走气二十。运五经，天门入虎口，揉斗肘二十。如胎惊，肚上青筋夜啼，沉重潮轻，用灯火都断青筋缝上七七燋，喉下三燋，肚脐上下四燋，头上三燋。如不开口出声，四大爪甲上掐之。或软不醒，几下提之醒不开口，用母乳将小儿后心□□即安。

一小儿落地眼红撮口，攥拳，头偏左右，哭不出声，即是月家惊，乃因母吃煎炒过多。推三关一百，推肺经一百，运八卦五十，推四横纹五十，双龙摆尾五十，揉脐五十，若不效，青筋缝上七七燋，背上二燋，即效。再于脐上四燋，青筋背上二燋，及百劳下穴二燋即好。又云家惊，肚上青筋半月内发肚胀气急，即于胸前七燋，脐上四燋，神效。

一气吼肚腹冷痛，乳食不进，人事软弱，肚起青筋，眼黄手软，即盘肠惊，乃六腑有寒。推三关五十，推脾土一百，推大肠一百，运土入水五十，推肺经一百，清肾水一百，揉脐，灯火断之妙。

一鼻流鲜血，口红眼白，四肢软弱，好吃冷物，即钻心经，因火成痰。推三关二十，清心经二百，退六腑一百，分阴阳二百，清肾水二百，运八卦五十，水底捞月五十，飞经走气十下。

一两手乱抓，仰上，哭声叫号，身体寒热，即鹰爪惊，乃肺经有风，心经有热。推三关三十，青天河一百，补脾一百，清肾水一百，二龙戏珠十下，打马过天河一十，天门入虎口揉斗肘五十。又手足二弯掐之，用灯火顶心一燋，两手心各一燋。两太阳心演眉心脚，俱用火断。足大敦穴掐之，潮粉拦脐一燋。

一四肢冷，肚响疼，眼翻白，吐乳食，是呕羊惊，因胃有寒，伤乳食之。推三关百一，推四横纹五十，双凤展翅五十，又心寒中脘中□七燋。

一手足一掣一跳，眼泛白咬牙，一掣一死，是撒手惊，皆因冷热不调，先寒后热。推三关一百，退六腑一百，推肺一百，补脾五十，运土入水五十，运八卦五十，赤风摇头五十，又将两手相合，横纹侧掐之即醒。若不醒，大拇指头一节掐之。以上下气闭，人中穴掐之，鼻气不进不出。吼气寒热，承山穴掐之即醒。若泻随症治之，或先掐承山穴、眉心，后用灯火断总筋，手上背上各二燋。

一两手担下，眼黄口黑，人事不知，掐不知痛，是担手惊，乃伤脾土惊吓之症。推三关一百，推脾土一百，退肺经一百，分阴阳一百，黄蜂入洞二十，飞经走气十下，天门入虎口揉斗肘三十，又灯火眉心四燋，心窝七燋，手曲池一燋，囟门四燋，即安。或太阴太阳掐之，亦妙。

一双眼看地，口歪手捏拳，是看地惊，乃心经有热。推三关三十，推天河水二百，赤凤摇头一十，推脾土八下，推肺经十下，按弦搓摩八十，用灯火肚脐四燋，囟门四燋，喉下二燋，用皂角灰为末，入童便，火焙干，将囟门贴之即醒。

一两手如了凳，名了凳惊。推三关一百，二扇门一十，分阴阳五十，运八卦五十，飞经走气一十，若子时起可救。用灯火曲池四燋，虎口四燋，不止不醒。

一如坐地样，即坐地惊。推三关一百，二扇门一十，揉委中一百，揉脐一百，带鞋一百，两膝两关猪尾，各用灯火断之，再用桃皮、生姜、飞盐、香油，散潮粉和擦，即安。

一脚软向后乱舞，即软脚惊。揉肱螺狮骨侧缝上各一燋，周脐各四燋，喉下三燋。

一双手一撒便死，直手垂下，即直手惊。先推眉心，后用火断四燋，推三关五十，揉一窝风一百，后用灯火，总筋断手背上各四燋。

一昏沉不知人事，即迷魂惊。推三关一百，运八卦推肺经各一百，补脾土五百，清天河水一百，凤凰展翅一十，掐眉心人中颊车，后用火断心演、总筋、鞋带各七燋即安。

一两手了向前，即两手惊。将两手掐之，后用灯火断心演、总筋、囟门即愈。

哭声不止，手抱腹，身辗转，即肚痛惊。推三关一百，补脾土一百，二扇门一百，黄蜂入洞，推大肠各一百，揉脐、揉龟尾各一百，脐上下，灯火断七燋。

杂症

一潮热症，或口内生疮，五心烦热，将茱萸八钱，灯心一束，和水捣烂，做成一饼贴在男左女右脚心里，裹住退六腑，久推一虚症。三关二百，补脾土四百，运八卦三百，推肾水肺经天河水各三百。

一食症，推三关、运八卦各一百，肺经四百，脾土三百，清天河水二百。

一痰症，推三关二百，推肺经四百，运八卦，补脾土、清天河水各二百。

一邪症，推三关三百，推肺经四百，运八卦二百，补脾土清天河水各二百，推六腑三百。

各方随症加减，五截四指六腑，一截二指。

一痢赤白相兼，寒热不调，感成此疾，用姜汁、车前草汁各推三关，退六腑，清天河水，水底捞月，分阴阳。

一红痢，推三关一百，退六腑四百，分阴阳二十，推大肠二百，推脾土揉脐及龟尾二百，男左女右。

一白痢推三关一百，推肺经二百，分阴阳二百，补脾土二百，揉大肠一百，推脾土五十，揉脐五十，揉一窝蜂一十，揉威灵一十，若肚胀推大肠三十。

一噤口痢，运八卦，开胸阴阳，揉脐为之推三关一百，退六腑一百，清天河水四十，分阴阳二十，大肠一百，推脾土五十，水底捞月一十，双凤展翅，泻用蒜，推补用姜。

一治头疼，推三关一百，分阴阳一百，补脾土揉大肠各一百，灯火断七燋，揉阴池一百，不止，掐阳池。

一治肚疼，推三关分阴阳，推脾土各一百，揉脐五十，腹胀□推大肠，□□□□穴。

一治热□。退六腑一百，分阴阳一百，水底捞月二百，推脾土一百，揉脐及龟尾各三百。

一治冷泄响。推三关二百，分阴阳一百，推脾土五十，黄蜂入洞揉脐及龟尾各三百，后用灯火断之，天门入虎口揉抖肘三十。

一治口内生走马疳，牙上有白泡，退六腑分阴阳各一百，水底捞月清天河水各三十。凤凰展翅先推，后用黄连、五倍子煎水，鸡毛口中洗，以末咽之亦可。

一小儿眼光怕冷，将醋一钟，皂角一片，烧灰为末，贴在心窝，若吐即去。药用绿豆七粒水浸，研细和尿润为饼贴心、囟上。

一四肢冷，将明矾钱半，炒盐花三钱，黄蜡二钱，贴在肚脐上。若气急，水竹取沥眼之妙。

一遍身热不退，用明矾一钱，和鸡子白调匀，涂四心即退。若不愈，用桃仁七个，酒半钟，擂烂，贴在鬼眼便好。

一肚胀作渴眼光，用生姜葱白一根，生酒半钟，擂酒吞下，则眼不光，将雄黄不拘多少，烧热放在脐上揉之即安，脚麻，用散麻煎水四心揉之。

膀胱气，将黄土一块，皂角七个焙为末，用浓醋和黄土炒过为饼，贴尾宫好。

一不开口，将朱砂一钱，研为细末，吹入鼻即安。

一遍身□□□□□胡椒糯米赤豆个七粒，黄土七钱，醋一钟，通炒过用，遍身揉之即消。

一浮肿，运五经二十，二扇门一十，威灵一十，天门入虎口，揉脐肘一十，推三关一百，推脾土一百。

一咳嗽，掐中指第一节，有痰掐手背第一节即止。

一眼光直视，将中指上一节掐三下，若眼垂下，掐手足四心，好。

一身跳，即推肾筋后，四心揉之。

一喉中气响，先掐大指第二节。

一眉眼不开，即将阳池揉掐，要久，即能止痛，掐五横纹甚效。

一治夜啼，一推天河水，二分阴阳，二赤凤摇头后，白牵牛为末，作饼敷帖手极心即止。

望闻问切总论

望闻问切医者先之，古人谓望而知之谓神。望者，望其面之五色，看虎口三关纹色也。若小儿叫怒，容变而真色难观，或手弄浊物，纹隐而真行难辨，必须听音，闻而知之之谓圣。闻者，闻其音之清浊也，或中风而迷闷，或久病而昏沉，或口疳咽痛而失音，不得其真，必须问症。问而知之，之谓工。问者，问其得病之因，所欲之五味也。然小儿口不能言，纵稍长而语不足信。询其父母得病之由，则易为调治。多有病家不肯言其致病颠末，必须察脉以决诸症。切而知之之谓巧。切者，切脉之浮沉迟数滑涩也。盖小儿骨脉未全，血气未定，呼吸至数太过，脉不能察病之要，必须四者参详，斯无安矣，否则何以察不言之疾即。

中庭与天庭，司空及印堂，额用方广处，有病定存亡。

青黑惊风热，体和滑泽光。不可陷兼损，唇黑最难当。

青甚须忧思，昏暗亦堪伤，此是命门地，医师妙较量。

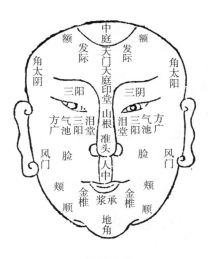

正面形图

今闻全象图形，念病未来之先，谨记于胸中，认其证候。未病之先，定其吉凶，预报其人父母，未必无阴德之一助也。

望面色西江月

五色青黄赤白黑也，形于正面吉凶熟识论评。红，心病也，因风热。白，肺病也，寒侵。

黯黑，肾病也。痰涎壅盛，形瘦气亏血弱。目青，肝病也。热盛生惊，面黄饮食饥多停，癖痞元因脾病。

又曰：

额红大热燥，青色有肝风，印堂青色见。人惊是大红，山根青隐隐，惊主事重重。若还斯处赤，泄燥定相攻。

年寿上平更两限，时人夭寿定其由，忽因痢疾黑危候，霍乱吐泻黄色浮。

鼻准微黄紫庶盛，深黄死证黑应危，人中缩短吐因痢，唇反死候黑难医。

人中青者感冒风，肺热生疮鼻不通，两边赤如环珠色，病主肺热即疳同。

承浆青色食时惊，黄多吐逆痢红形，烦躁夜啼青色吉，久病眉红死症呈。

白睛青色有肝风，有积黄色未及瞳，若儿黑睛黄色现，伤寒病症此为趺。

两颊风气二池黄，吐逆燥啼色鲜红，更有两颐胚样赤，肺家客热此非空。

太阳青色惊方始，红色赤淋萌芽起，要知此症是何如，青色泛兮生两耳。

两脸黄为痰实咽，青色客忤红风热，伤寒赤色黄主淋，二色精详分两颊。

玄微锦经

小儿症候要占详，闭目摇头搐一场，鼻头汗出兼肚痛，手抱胸前毕竟亡。

白膜侵入瞳仁内，四肢不收候一场，指上横纹青惊变，鱼口鸦声不久长。

医家若能依此语，斐间悲哭葬荒郊。

看面断死生日期

凡小儿鼻梁上惊，径直上天心上好。至横纹必救得，若到坎位上难救，如鼻上一间有白，谨防三朝。二间有句，谨防五日之后，或五个月即死，若到坎下经络防三年，如白到坎谨防两月。春红防夏，夏红防秋，秋红黑防冬，冬黄防春，春若红白难救，黑紫吉兆，若到坎位十分难救。紫红不防，星底火重。若到横纹必不妨，此色到坎下即死。自鼻尖到发际共十二门，即是十个月位，十二时辰必同。又曰胸如黄熟豆，骨气绝，一日死。面青目陷，肝气绝，三日死。面白鼻入奇轮，肺气绝三日死。面黑耳黄，呻吟，肾气绝，四日死。面上紫筋，心气绝，五日死。口张唇青，毛枯脉绝，五月死。面黄肢肿，脾气绝，九日死。大凡病儿足跌身肿，大小便不禁，目无转睛，皆死候也。若小儿病将愈者，面黄目黄皆生意也。

观虎口三关脉纹

风关易治，气关难治。命关死候，直透者死。左应心肝，右应脾肺。男主左手，女主于右。

盖婴儿初生至三岁，血脉未定，呼吸至数太过，不可以脉诊。当看虎口三关，脉纹参详。病之所因，虎口者，叉手处也。三关者，近虎口食指第一即名风关，第二即名气关，第三即名命关。凡脉纹在初关，多是红色易治。传至中关，色赤而紫，病必难治。又传至末关，其色青黑，病势深重。若青黑而纹乱者，病极重也。若纯黑者，危恶不治也。男以左手，女以右手。侧看之其脉势弯，入里者顺，病虽重而症顺，犹可治之。若纹势反出外骁之，靠指甲者，为逆，不治也。

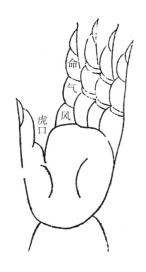

大抵红黄而无形者，无病也。纹红者，风热咳嗽也。赤者，主吐利腹痛，烦渴也。紫者惊热也，青者惊积也。青赤相兼，惊积风热，主急惊风。青兼淡紫，伸缩来去，主慢惊风。青黑相兼，似出不出，主慢脾风。虎口脉纹乱者，主胃不和，伤乳吐泻也。

水镜要诀

夫阴阳运合，男女成形，已分九窍四肢，乃生五脏六腑，河分虎口。辨别三关，若四足惊三关必青，水惊三关必赤，人惊三关必黑。有此通度三关，乃是极惊之症。又云虎口脉乱，乃气不和也。脉纹见五色，红黄紫赤黑，由其病盛也。色能加变，如红盛作紫红之色，紫盛作青紫之色，青盛作青黑之色，黑盛至于纯黑之色，不治。又当辨其形症：

如流珠形，主膈热，三焦不和，饮食欲吐，泄泻肠鸣，自利烦躁啼哭。

如环珠形，主气不和，脾胃虚弱，肚腹膨胀，虚烦作热。

如长珠形，主夹积伤滞，肚腹疼痛，饮食不化。

如来蛇形，主中脘不和，积气攻刺，脏腑不宁干呕。

如去蛇形，主脾胃虚弱，烦渴吐泻神困。

如弓反裹形，主感受寒热邪气，头目昏重，心神惊悸，四肢冷倦，咳嗽吐涎，小便赤涩。

弓反外形，主有痰热，心神恍惚，夹食作热，惊风痫症。

如枪形，主邪热痰盛，生风发搐及惊风。

如鱼骨形，主痰盛发搐，发热少食。

如水字形，主经热积烦躁，心神迷闷，夜啼痰盛，口噤搐搦。

如针形，主心肺受热，热极生风，惊悸烦闷，神困不食，痰盛搐搦。

透关射指，主痰热惊风四症，皆聚在骨膈不散。

透关射甲，乃惊纹透过三关，主惊风恶候，受惊传入经络，风热发生。十病九死，此诸症形脉，皆有轻重，细察病根，详审证侯，用药而治，未有不效也。

辨指冷热歌

入门须识孩儿信，男左女右要分明。五指梢头冷似冰，此是惊风可觅寻。五指梢头如火喷，夹食伤寒风邪病。中指热兮是伤寒，中指冷兮麻痘症。食指热兮上身烧，食中冷兮中膈闷。中指热兮天吊惊，中指冷兮伤食论。

闻声音西江月

心主声从肺出，肺绝啼哭无声，多啼肝胆客风惊，气缓神疲搐盛，哑音邪热侮肺，声亮毒火无侵，鸭声瘾疷候非祯，克日必归泉宜。

又识小儿叹气歌

口噫心拽并气吼，固执此死但人缘，鼻红紫黑筋无路，命在南柯大路边。

又曰：

口中热气热难当，吓得旁人叹可伤，筋连横纹不易救，若到坎上必然亡。要知小儿生与死，观其面色口音唇，唇青耳黑色难救，哭声不响见阴君。

声轻者气弱也，声重浊者，痛与风也。声高喊者，热与狂也。声噎者，气不顺也。声短者，气促也。喷嚏者，知其风也。呵欠者，知其倦也。阴阳相杂，寒热相挣，故受此症，若能定其气，识其专者，方知其病之根源矣。

问：

儿病皆有因，细问便端明。儿若好食甘，此是脾家病，心苦及肝酸，肺辛肾咸症，父母言的确，药施无不应。

诊脉要诀歌

小儿有病须凭脉，一指三关定其息，浮洪风盛数多惊，虚冷沉滞实有积。小儿一岁至三岁，呼吸须将八至看，九至不安十至困，短长大小有邪干。小儿脉紧是风痫，沉脉须知乳化难，腹痛紧弦寒实秘，沉而数者骨中寒。小儿脉大多风热，沉细原因乳食结，弦长多是膈肝风，紧数惊风四肢掣，浮洪虎口似火烧。沉紧腹中痛不歇，虚濡有气更兼惊，脉芤多痢大肠血，前大后小童脉顺。前小后大必气咽，四至洪来若烦满，沉细腹中痛切切，滑主雾湿冷所伤。弦长客忤分明说，五至夜深浮大尽，六至夜细浮尽别。息数中和八至九，此是圣人传秘诀。

又诊脉歌

五岁终者脉有验，小儿四岁一指切，浮风沉积古今传，迟冷数热真秘诀。六至为常八至热，九至为风五至须，四至

为损三至脱，一二至者脉不来。十一十二虚风发，十四十五
痨痈形。时逢一大主生惊，大小不均为恶候。后将生死此中
明。秘诀入门看于鼻，男看左①兮女看右，鼻梁上横纹详求，
横纹直至天庭上，此真有命寿年长。横纹坎上中难保，暮透
三关旦必亡，祖传秘诀人知少，誓愿无钱莫乱传。

看得生者将筋掐，重者即掐手中指节。忽而又昏闷者，
就将威灵文，久揉久掐，即醒。先热后寒，阳干阴。先寒
后热，阴干阳。凡小儿鼻尖上筋白，或五六黑者救得，如
下黑上白难救。

死证辨

眼上赤脉，下贯瞳仁，水火困绝。囟门肿起，兼及作
坑，心绝。鼻干黑燥，肺绝。肚大青筋，脾绝。目多直视，
睛不转睛，五脏俱绝。指甲黑色，肝绝。忽作鸭声，肺绝。
虚舌出口，心绝。啮齿咬人，肾绝。口如鱼呷，肺绝。啼
不作声，肺绝。

唇无津液，饮食不停，手足弓似，四肢弹行，印堂陷
损，唇黑难宁，手抱头上，汗似油清，白涎口吐，喉响锯
声，其卧如缚，掌中冷水，蛔虫尽出，脾胃两绝，必是
死证。

变蒸论

小儿生下三十二日一变，六十四日一蒸。变者，变生

---

① 根据文义而改。

五脏；蒸者，蒸养六腑也。

又曰：变蒸者，长气血而生精神意智也。积五百七十六日，大小变蒸毕，儿乃成人。情性有益于前，血气骨肉，皆坚牢也。每变，轻者体热微汗，其状似惊，耳尻俱冷，上唇有白泡如鱼目。其重者壮热，不乳哺，即呕吐，目白微汗，轻者五日解，重者十日平。人曰，儿生三十二日一变，二十七日一变，先期而变热，至三十五六日，蒸乃毕也。凡变蒸时，不欲惊动，令外人见之，宜少与乳哺，不可妄投药饵也。

五脏形症虚实相乘

肝风目直手指捻，泻青丸（一百八十九）。虚则咬牙呵欠兼六味地黄丸（四十二）。心惊难言合面卧，导赤散（二）。虚则困卧惊悸添，粉红丸（一百九百九）。疲困身热渴不食，泻黄散（一百二十）。虚则吐泻风生痰，异功散（五十六）。肺燥鼻干手掐目，泻白散（一百三十七）。虚则少气喘无厌，阿胶散（一百九十八）。肾寒畏明囟自解，下窜足热火欲炎。

凡本脏虚弱，皆鬼贼克害，当补本脏正气。假令肺病咳嗽，当春补肾，当夏救肺，当冬补心，泻本脏。大抵五脏各至本位，即气盛不可更补，到初克位不可更泻。又肺病重见肝虚症易治，见肝热症难治。盖肺病久则虚冷，肝强实而反胜也。经曰，受所制而不能制。谓之直强须当先补脾肺，而后泻肝肺，胜者当补肝泻肺。然嗽久虚羸，不可服泻白散，宜肾气丸。又肝病见秋，肝胜肺也，宜补肺泻肝，轻者病退，重者唇白如枯骨者死。肺病见春，肺胜肝也。心病见冬，心胜肾也。肾病见夏，肾胜心也。脾病见四脏顺者易治，逆者难治。五脏病机不离五行，生克制化之理，所以有脏腑虚实乘胜之病，世俗不审此理，往往率指为外感内伤，而用药枉死。

新刻幼科分门症论卷之中

胎 热

胎热者，由母妊之时，气郁受煎煿，睡炕及误服温剂，致令热蓄于内，熏蒸胎气，儿生之后，或壮热惊啼，面红唇赤，眼目赤肿，鹅口重舌，赤游丹毒，便秘溺赤眼翻天吊，皆胎热之症也，不可医求速效，当令乳母忌鸡鱼煎煿辛辣之物。又服调气养血清解之药，酿乳哺之，儿服犀角解毒汤（一）合导赤散（二）随症加减，通用大连翘饮（三）。

胎 寒

胎寒者，由母妊之时，多食生冷，或外感，多服凉剂，内伤胎气，儿生之后，旬日内，或昏睡呕乳，面青唇白，腹痛泻白，啼哭不已，屈足握拳，口噤不乳，四肢厥冷者，胎寒之症也，治宜理中汤主之（四）。否则变为盘肠内吊，钩藤膏（五）治之甚妙。

胎惊胎风

此候皆由妊母，惊狂颠扑，损伤心血，或外挟风邪，应之于胎儿生之后，面青搐搦，口噤身热脊强，目直窜视，最为难治。凡胎眼合，不可做慢惊治，而妄用温药也，只宜通用猪乳膏（六）治之。或用全蝎全者，将薄荷叶裹外，以麻线缠火上炙燥，研为末，另研珍珠麝香少许，和匀煎麦冬汤调下。

胎　黄

儿生下，遍身面目皆黄，状如金色，壮热，便秘，溺赤，皆由妊母受湿热传于胞胎也，治宜地黄茵陈汤（七）主之。

脐风撮口噤口

三者之候，名异而原一也，皆由断脐结缚不紧，为水湿风冷之气侵入脐中，传之于心，蕴蓄其邪，复传脾络。其候舌强，唇青口噤，搐搦，腹满，脐肿，多啼，皆里气郁结，壅闭不通也。四肢冷，爪甲黑者即死。口噤不开者，用南星去皮脐为末，加冰片少许，用指蘸生姜汁，于牙龈上擦之，立开方用药。若唇搓，急灸承浆穴七壮，服药通用撮风散（八）主之，或二虫丸（九）最妙。

夜　啼

小儿生下有三啼，其一面红多泪，无灯则稍息，见灯则愈啼，是心热过火，两阳相抟，故见灯而啼甚也。其候手腹热溺赤，治宜凉心安神，导赤散（二），加栀仁、薄荷、天麻主之。其二，夜哭多睡少，天明则已。面色青白，便必青白，治宜去宿冷，温下焦，先用备急方（十），又芍药汤主之（十一）。其三祟物所侵，小儿目有所睹，口不能言，但睡中惊惕，报母大哭不已，面色紫黑，治宜苏合丸（十二）、琥珀抱龙丸（十三）主之。又有脾胃虚，吐泻少食而啼者，宜六君子汤（十四），加炮姜水香主之。有心血不足而夜啼者，安神丸（十五）主之。有乳母缺乳，儿无乳哺，故啼哭也。有儿生口疳重舌，要乳吃，口到不能吮乳便啼，不可不辨。

急　惊

急惊症候，夜卧不宁，身热烦躁，便秘溺赤，痰喘咬乳，目直上视，牙关口噤，手足搐搦，脉浮数洪紧，皆由内有实热，外挟风邪，心受热而发惊，肝生风而发搐，二脏交争，涎痰壅塞，关窍不通，风气蓄盛而无所泄，故暴烈而为急惊也。治宜先通关，用通关散（十六），或援生散（十七），次截风定搐，用截风丸（十八），定搐散（十九）或牛黄抱龙丸（廿）。痰热毁降，当养血安神，用安神丸（十五）。若搐定而尚有微邪，宜消痰清热。若搐不定，仍议下之。

慢惊慢脾

慢惊多发于大病之后，或误汗下，或吐泻久，而脾胃虚弱。虚热生痰，凝滞咽喉，如牵锯之声，时复瘛疭，口气四肢俱冷，面青白，二便利，露睛啼哭忽如哑声，皆脾肺虚弱故也。治宜保脾土为主，甚不可攻击，症虽有痰，只以六君子汤（十四）加天麻、钩藤、炮姜主之。若痰多唇白，肢冷如冰，不省人事，此虚慢之极，用固金汤（二十一）主之。又有慢脾风者，皆由慢惊传变，始因吐泻，久而脾虚生风，风入经络，则手足搐搦，痰涎壅盛，面色枯槁，项软，喘甚昏沉不省，最为难治。若驱风则无风可驱，若疗惊则无惊可疗，脾间痰涎，虚热往来耳，治宜理中汤加附子（四）。若大冲有脉当灸百会穴。

附惊风所得之因

盖惊风则一，而所因则异，详具于下。有伤风热，致心热盛而生惊，肝邪动而发搐治先发散，通心气疏肝经，安魂退热之剂。有伤暑热而发惊搐，人事不苏，脉沉细数，治宜消暑清心饮（二十二）、辰砂五苓散（二十三）之类。有伤风咳嗽、痰涎壅盛而发惊搐者，治宜导痰顺气之剂，用牛黄抱龙丸（二十）。有胎毒疮肿即愈，其毒内攻腹胀而发惊搐者，治宜百解散（二十四）。如疮再作可治，否则喘胀而死。有大人喊叫，或犬吠、鸡鸣、雷声，因惊而发搐者，治宜镇惊安神，用牛黄镇惊丸（二十五），茯神金银浓汤煎下。有伤风寒，医过表散，汗多亡阳而为慢惊者，治宜保元汤（二十六）。有因客忤而惊搐者，治宜镇心丸（二十七）、安神丸（二十五）。有小儿气禀心血不足，稍为惊恐，而便掣搦，宜固真汤（二十一）。有因吐不止将成慢惊，治宜姜半散（六）。凡惊风发搐，不可抱紧，听其自发自止，以其气得流通而邪易散也。

惊风不治症

急惊，目睛不转，口中出血，两足摆跳，肚腹搐动或神缓而摸体循衣，或症笃而神昏气促灌药不下，通关不嚏，心中热痛，忽大叫者不治也。慢惊四肢厥冷，直卧如尸，吐泻痰喘，二便不禁，脉沉肢冷者不治也。

痫　症

小儿痫病，古有心痫面赤目瞪，吐舌啮齿，心下烦躁，气短息数。肝痫，面青唇青，眼直上窜，手足拳挛抽掣。脾痫，面色萎黄露睛直视，腹满自利，四肢不收。肺痫，面如枯骨，惊跳摇头，腰脊反折，手疭吐沫。肾痫，面色鳖黑，口噤流涎，目直腹胀，不动如尸。病因不同，宜随脉证分阴阳虚实而治之。其始身有热，抽掣啼叫，咬牙窜视，是为阳痫阳病。脉浮数，面色光泽，病在六腑肌表，此尤易治，用百解散（二十四）、抱龙丸（二十九）之类。其始身无热，手足青冷，口噤惊啼，吐舌摇头，是为阴痫阴病，脉沉微面色晦暗，病在五脏骨髓。此最难痊，宜固真汤（二十一）南星治之，或以日发为阳痫夜发为阴痫，以仰目属阳，覆卧属阴，定可参验。盖阳证不宜用温药，阴症不可用寒凉药也，通用五痫丸（三十）、六珍丹（三十一）、治痫丸（三十二）主之。

疳　症

　　夫疳者，干瘦也，小儿为疳症，大人为痨瘵，皆由寒热失理、饮食不节、肥甘恣食致伤脾胃，或因吐久、泻久、痢久、疟久、热久、汗久、咳久、疮久，皆脾胃亏损，亡失津液，而为疳病也。又有痘后疹后耗伤气血，久成疳症。大法辨虚实，酌补泻扶胃气为主。古人论五脏五疳之症，备详于左心疳者，即惊疳也。发热自汗，面黄颊赤，口舌生疮，惊悸烦渴，小便赤涩，皆由心血不足，更加乳食不调，心脏积热所致。治宜宁心养血退热之剂，用心疳丸（三十三），或宁心丸（三十四）。肝疳者，即风疳也，肌肉消瘦，目胞赤肿，翳生眵泪，白膜遮睛，捋眉剔眼，泻如青色，皆由外感风寒、内伤饮食，邪气相干，肝脏受热所致。肝者眼之候，伏热壅滞以致肝风入眼，治法凉肝养血顺气调脾为主，用肝疳丸（三十五）。脾疳者即食疳也，黄瘦面肿身热，肚大，泻下酸臭，合面困卧，吃土吃米吃茶，治宜磨积调脾为主，用大肥儿丸（三十七），或调脾汤（三十八），若积而虚者，先扶胃气方与磨积。肺疳者，即气疳也，潮热喘嗽，鼻烂流涕，咽喉不利，皆因伤风寒，汗后劳复更加，饮食不调，以致肺气受伤而得，治宜清肺止咳之剂，先用清肺汤（三十九），次用化疮丸（四十），其鼻常用熊胆泡汤，小笔蘸洗，俟前药各进数服，再用敛鼻散（四十一）入鼻敛疮。肾疳者，即急疳也，潮热肌瘦，手足如冰，滑泻肚痛，翕翕热渴，熏蒸于阳明，齿腐龈烂，治宜清热退疳之剂，用六味地黄丸（四十二）加龙胆草、知母。蛔疳者，皱眉多啼，呕吐清沫，肚大腹痛，唇口紫黑，皆由乳哺不调，食肉太早，为积瘀滞而为虫，治宜安虫去积调脾为主，用使君子丸（四十三）。疳痨者，潮热往来，五心烦热，盗汗骨蒸，喘咳神枯，渴泻恶食，肚硬如石，面白如银，朝凉暮热，肌肉消瘦，六脉细数，皆由病久而脾胃气虚，治宜补养清热为主，用疳痨丸（四十四）或大肥儿丸（三十七）。缺乳疳者，皆由乳母无乳，与食饲之，然小儿肠胃脆嫩，不易运化谷食，脾胃受伤日渐黄瘦，面白少神。宜易乳母，有乳哺之自愈，否则虽服药不能取效也。疳肿者，皆由疳病日久，脾土衰弱，不能制水妄行四肢，此虚中有积，与脾气相并。又或脾胃受湿，故头面四肢浮肿也，治宜固脾兼利水之剂，退黄丸（四十五），胀甚者褐丸子（四十六），若大喘者不治。疳积者，皆由乳食不节，致伤脾胃疳积，日久传而为疳，其候面黄肌瘦，毛发焦稀，目烂眦，肚胀肠鸣，爱卧冷地，手足细小，治宜消积调脾为主，疳积方（四十七），六味肥儿丸（四十八）。有因食积、医过峻利伤脾，脾虚泄泻，肌肉瘦削，而为疳病，治宜大补中气为主，用疳泻丸（四十九），或布袋丸（五十）。丁奚者小儿手足瘦细，腹大项小，脐突胸高，立坐伶俐，神枯精疲，啼叫不已是也。哺露者潮热往来，头骨分开，翻食吐虫，烦渴呕哕是也。二者乃疳之异名，皆由脾胃久虚，不能消化米谷，无以滋养其气血，致肌肉消瘦，柴骨枯露也，或有胎中受气血不全，脏腑少血致之，治宜芦荟丸（五十一）、蛇皮丸（五十二）之类。无辜疳，皆由内有积热，外感风邪，风热相抟，结挟在项，状若瘰疬软而不疼，按之转动，宜服消疳养血之剂。若走马疳用芒硝散（五十三），通用千金肥儿丸（五十四）、至宝丹（五十五）。

吐　泻

《内经》曰：胃虚则吐，脾虚则泻，脾胃俱虚，吐泻兼作，宜辨虚实而治之。若先泻后吐，面白神疲，不热不咳，额前有汗，脉沉濡者，乃脾胃虚寒也，宜理中汤（四）、小异功散主之（五十六）。先吐后泻，面赤唇红，烦渴逆赤，脉洪数者，乃脾胃有热也，宜黄连芍药汤（五十七）、五苓散加竹茹主之）（五十八）。又有积滞于脾，再为饮食所伤不能运化而吐泻者，宜消导二陈汤（五十九）。有脾胃气虚而吐泻不止者，宜温补为主，六君子汤（十四）。夹暑伤食吐泻者用加味二陈汤（六十）。有长夏时内伤外感致阴阳不能升降，至膈而为吐泻者，治宜六和汤（六十一）、胃苓汤（六十二）之类。有霍乱而不得吐泻者名干霍乱也，有遍身转筋，手足厥冷腹中绞痛，谓之转筋吐泻，又名绞肠痧，升降不通故也。大法用盐汤探其吐，夏月盐水亦可，吐后随症调理，或用芦粟米煎汤服尤妙。

呕　吐

《内经》曰，呕吐者属于胃，胃虚则吐胃热则呕，火气炎上之象。盖吐有冷吐、热吐、积吐、伤风嗽吐、伤乳吐、气乳吐也。冷吐者，皆由风寒入胃，或食主冷，或伤宿乳。胃虚不纳，吐出乳片不消，多吐而少出，或清涎夹乳吐出，或朝食暮吐，或暮食朝吐，面白眼慢，气缓神疲，六脉沉微，二便清利，治法温胃和中除宿冷之剂，参术二香汤（六十三），或助胃膏（六十四）。热吐者，因儿夏月感暑热在胃，或过食炙煿□□积热所致，其候烦躁热渴，面赤唇红便秘逆赤，吐少而多□□，治须清热止吐用葛半汤（六十五），若夏月茹苓汤（六十六）。积吐者，皆儿内伤饮食生冷，停滞于胃而吐出秽臭，或醋酸气清痰夹出其候发热，目胞浮，面黄肢冷脉沉缓，治法消积和脾止吐之剂，醒脾丸（六十七）。伤风嗽吐者，因儿外感风寒为热，则生风，风生痰，痰结胸中，肺气不顺，连嗽不已，和痰吐出，治法祛风化痰为主，清金饮（六十八）。伤乳吐者，因乳母无知，恣与乳哺无度，脾弱运化不及，满而溢出，宜即乳为上，消乳丸主之（六十九）。气乳吐者，由乳母忧郁或气怒时令儿乳哺，不能运化，故吐也，治法先令乳母释其忿怒，服宽中顺气药，酿乳令儿哺之为上，或藿香正气散（七十）。

凡吐久不止，其胃气渐弱，慢惊由此而得。大要即乳及间与稀粥，用药得宜无变患矣。

泄　泻

夫小儿泻泄粪出少而势缓也，泻粪大出而势直下不阻也，当别轻重虚实寒热不可。既而治，经曰，暴注下迫，皆属于水火液澄清，皆属于寒，是知风寒湿热皆能令人泄泻，其因不一，备陈于后。飧泄者水谷不化，而完出湿兼风也，宜燥热除风为主。又有脾虚泻久而完谷不化者，宜附子理中汤（四）、柯附丸（七十一）主之。溏泻者，利下垢积如糜，湿兼风也，宜健脾清热之剂，十六味肥儿丸（七十二）。惊泄者，所下澄澈清冷，小□□白湿兼寒也，宜温脾燥湿之剂，健脾丸（七十三）。濡泄者，体重□弱。泄下多水湿自甚也，宜胃苓汤（六十二），加车前子、木通主之。滑泄者，久下不能禁固湿胜气脱也，治宜大补中气为主。热泻者，便黄逆赤，烦渴少食宜五苓汤（五十八），加山栀仁、车前子、木通为主。冷泻者，腹痛雷鸣，小便清利，乳食不化，利下不腥秽，身冷不渴，脉沉微者，乃脾胃虚寒也，宜理中汤（四）加附子、肉蔻主之。伤食泻者，皆因脾胃素弱，饮食自倍，不能克化，共候嗳息、恶食，吞酸涨满，腹痛则泻，泻后痛减也，宜调脾消化之剂，十六味肥儿丸（七十二）。若食已消痛已止而泻不止者，乃脾失清升之气也，治宜补中益气汤（八十）。若食已消，而腹尚痛者，乃脾痛也，宜小异功散（五十六）主之。水泻一名洞泻，顿然下之，如桶撒溃饮不尽留，宜五苓散（五十八）加米仁、车前子主之，或矾石丸（七十四）。积泻者，皆由饮食入胃，脾虚不能运化，留而成积，积滞日久，传注大肠，治先去积，用香橘饼（七十五），次理脾止泻之剂，用大肥儿丸（三十七）。惊泻者，粪青稠黏，乃肝邪乘脾也，其候泻粪出青色，而兼搐搦，宜镇惊宜肝和脾之剂，大温惊丸（七十七）。暑泻者，因夏月中伤暑热，其候身热烦渴，乳食不化，泄深黄色是也，宜六和汤（六十一），清暑宜益气汤（七十六）之类。疳积酿泻者面黄，肚胀项小，肌肉消瘦，不思饮食或有癖块，宜补脾治疳积之剂，用大肥儿丸（三十七）。

痢

夫痢者利也，因风惊暑湿饥饱劳役所致，治当究其所因，辨其虚实寒热新久，兼顾脾胃为主。初得一二日间，身壮热脉实大，脓血稠黏，里急后重，腹痛者宜下之，承气汤（七十八）、木香槟榔丸（七十九）。若虚怯者，不可下，病久身凉，自汗脉沉小者，宜温补之，补中益气汤（八十）、补元散（九十一）。挟热而痢下纯血，脉芤数者，宜清凉之，四顺清凉饮（八十一），黄连芍药汤（五十七）。挟冷而痢下纯白或乳片不消者，宜温补之，理中汤（四）。挟风邪外束，身热清涕脉弦浮者，宜汗之，葛根汤（八十二）、芎苏散（八十三）。夹暑热而痢下赤白，烦渴脉数者，宜清暑益气汤（七十六）、香薷饮（八十四）主之。有湿热之毒，熏蒸清道，上致胃口闭塞，而为噤口者，宜人参黄连石莲子主之。有痢久胃气虚，不能乳食，而为噤口痢者，宜理中汤（四）、六君子汤（十四）主之。有积毒之气，上冲而呕恶者，清解为主，人参败毒散（八十五）。有胃气虚寒而呕恶者，温补为主，附子理中汤（四）。痢后脾虚不能制水而遍身浮肿者，宜实脾利水为主，六君子汤（十四），加苍术、厚朴、猪苓、泽泻、黄连、芍药，间服丑补散（八十六）。痢下气滞而肛门作痛者，宜导滞汤（八十七）主之。痢久而脱肛者，经曰：肺气虚寒，则肠头出露，皆由泻痢久、脾气虚，金无所养，故大肠虚脱而下陷也。宜补脾温胃，使金受母之气而实，肛自收上矣，固肠饮（八十八）。痢久不噤，身热溺涩，目赤唇燥，饮食不化者难治。积散，无神，状热，烦渴，脉浮大紧数，痢如鱼脑纯血，屋漏水者，皆不治之症也。有积尽而痢久不愈者，脾气下陷也，宜补中益气汤（八十），又四君子汤（八十九）送下香连丸（九十）主之。通用经验加减方（九十二），姜茶散（九十三）。

疟

夫疟之发也，皆由感冒风寒暑湿，致令邪气侵袭不散，久则结积于太阴，而发于往来寒热也。若其外感也，弱者即病胃气，强者伏而未动，至于再感，复因内伤，其病乃作，或一日一发，或间日一发，故非汗多不解。丹溪曰：若无汗，要有汗散邪为主。若有汗，要无汗扶正气为先，带散，治须量其感受浅深。病之新久宜先发散，去脾家痰滞方可截之，若邪积不尽，而投砒丹常山劫剂，冷服病邪凝滞，或成积痢，或为疮疽，或头疼浮肿等症，治见本条。若发久不止，中气虚弱宜固中气为主，四兽饮（九十四）。有阴虚证，每日午后恶寒发热，似乎疟者至脱久，得汗而解，若作疟治，而用常山柴果等药误矣。且阴虚脉虚濡而数，疟脉弦数为辨耳，有病痞而为寒热似疟者，定不可作疟治也。有寒热身重骨节疼痛，自汗喜呕者，乃湿疟也，得之于汗出、脱衣冲冒风寒雨湿所致也，治宜二陈汤，加葛根、羌活、柴胡、苍术、防风主之。有食疟者，皆由饮食停滞不化而寒热为疟者，宜镇惊为主。一儿疟来，大热大渴，以小柴胡汤合半夏合黄连解毒饮，加麦门冬知母愈。一儿疟来，热多寒少，大便秘结，痰滞胸满，用大柴胡汤下之愈。一儿疟来，寒多热少，用人参养胃汤（九十六）、通用清脾饮（九十七）、后绝疟丹（九十八）。

伤风寒

小儿伤风寒症，与大方脉同，但所异者，夹惊夹食也，或惊时而又感风寒，或感风寒而又惊搐，或客冒风寒发热，以致热极生风，乘于心，心主血脉，小儿心神未足，为热所乘，故发惊搐也。治法先散风邪，次镇惊，百解散（二十四）、抱龙丸（二十九）之类，或天防汤（九十九）。有先伤风寒而后伤于食，有先伤食而后伤风寒，其喉头疼发热，鼻流清涕，腹胀吐逆，嗌煎不乳，治法疏风消导为主，葛柴汤（一百），若邪散而食不化者，下之定可。又有内伤重而外感轻者，消导而兼发散，有外感重而内伤轻者，先发散而次消导。医者当详审轻重缓急，虚实寒温，活泼施治，凡遇症，必须审问有无出痘，方下药，恕不差误。

咳嗽痰喘

咳嗽未有不因感冒六淫风寒暑湿燥火之邪侵肺，故曰：肺之令人咳。《内经》曰：五脏六腑皆令人咳，非独肺也，肺主皮毛，风寒客于皮肤，肺先受之，而咳嗽不已。头疼身热，痰涎清涕，治宜疏风清肺为主，用清肺丸（一百零一），去白术加防风。热乘肺者，喘急而嗽，面赤潮热宜清肺丸（一百零一）主之。火乘肺者，咳嗽涕唾带血，甚则血溢，治宜清金降火为主，或清痰降火丸（一百零二）。燥乘肺者，气壅不利，头面汗出，寒热往来，皮肤干燥，细疮瘙痒，大便秘涩，涕唾稠黏，治宜润燥清金之剂，有嗽久肺气虚耗而干，痰连声不续者，治宜人参清肺饮（一百零三）主之。有脾虚咳嗽，其候泄泻少食，潮热汗出，治宜六君子汤（十四）主之。有阴虚不能制火，火炎上刑肺金而咳嗽者，治宜滋阴降火汤（一百零四）主之。痰之为病，盖肺气郁则成热，热盛则生痰，痰者风之苗，在小儿则为喘嗽惊痫搐搦，先须逐去败痰，然后看虚实调治。故曰，盖痰虽同，而所因则异。有风邪客肺气郁而生痰者，治宜参苏饮（一百零五）。冬月寒邪伤肺，动于脾湿而生痰者，治宜二陈汤加炮姜主之。夏月热伤气，金为火侮而生痰者，治宜补中益气汤（八十），加葛根、贝母、黄连主之。有湿热侵袭，肺气不舒而生痰者，治宜五苓散（五十八），加茵陈、淡竹叶主之。有急慢惊风而痰者，治见惊风门，有饮食伤脾，脾虚不能运化水谷而生痰者，治宜六君子汤（十四）主之。有肾水不足，火炎无制，而结为痰者，治宜滋阴降火汤（一百零四）主之，通用加减二陈汤（一百零九）。喘者，呼吸不相续也，未有不因痰火内郁、风寒外束而致，然有虚实冷热之分，不可不辨。有风寒客肺，气不升降而喘者，治宜疏风顺气汤（一百零六）主之。有厚味伤脾，脾弱不运，而为积痰，上迫于肺，肺气不利而喘者，治宜调脾化积痰之剂，有伤食积医过峻下伤脾，脾虚而喘者，治宜六君子汤（十四），加麦门、五味主之。有金为火侮，而气不得下降而喘者，治宜降火清金为主，用定喘汤（一百零七）。有肺虚而喘、短气不能接续者，治宜调中定喘之剂，参术调中汤（一百一十）主之。有阴虚发喘、气滞脐下直冲清道而上逆者，治宜补阴降火，四物汤加枳壳、半夏、陈皮、知母、麦门主之。有水肿病而喘，有痘疹而喘，论见本门。

食 积

食积之因，皆由乳食不节，遇餐生冷坚硬之物，脾弱不能克化，停滞中脘而为积，故曰乳积易化，食积难消。其候发热恶食，面黄呕恶酸气，痞胀肚痛便泻酸臭。

治先取积，次和中之，又有惊积。先受惊而复有积，泄下青色，烦躁不宁，治先解惊用利惊丸（一百一十）；次消积理脾为主，用消导而二陈汤（五十九）。若食饮停滞不化腹胀痛，以手按之痛尽甚者，轻则保和丸（一百一十一）、香炒丸（一百一十二），重则遇仙丹（一百一十三）主之。又腹痛而按之不痛者，此食难去而脾胃受伤而痛也，宜四君子汤（八十九）加柴胡陈皮主之。

癖 痞

盖小儿乳食不节，或为六淫侵袭冷积，久滞于脾，不能运化，结聚而成痞块，突于胁下，寒热似疟，肚腹疼痛，面黄饥瘦，其候不可作疟治，又不可峻取，不可大补，峻取则耗散元气，津液虚损，大补则积温成热，转生他症，治先发散，用正气散（一百一十四），调和中气，缓急次第攻之，勿伤脾胃，用阿魏丸（一百一十五）或阿魏膏（一百一十六）。古人所谓养正则邪自除，若专攻其癖，不惟不能消积，久且伤其胃气，若胃气亏损，变症百出，宜慎而毋忽。

不寐多困

　　小儿不寐，皆由胃气不和，血气不足，故不寐之症生矣，治用四君子汤（八十九），加远志、酸枣仁。若心血不足，精神短乏，及怔悸不得眠者，人参安神丸（一百一十七），肺虚者，人参竹叶汤（一百一十八）主之。又多睡者，皆由脾气虚弱、健运之令不行而嗜卧也，治当温补其脾，用四君子汤（八十九），加木香、半夏、白术倍之。若心脾气虚有痰者，用人参、麦门、五味、茯苓以补心气，当归、芍药、酸枣仁以养心血，橘红、半夏以开痰。若饮食停滞而然者，四君子（八十九）加山楂、麦芽、神曲。若乳母饮酒致儿昏睡者，用干葛、陈皮解之；不应，用四君子汤（八十九），加葛根，子母并服。

肿　胀

　　小儿肿胀，其症有二，曰气肿，曰水肿。气肿者由脾胃虚弱，脾主肌肉，肺主皮肤，土弱不能生金，致虚气上攻于肺，行于面目，遍身浮肿也，治须调脾行气为主，五子五皮饮（一百一十九）。水肿者，因上焦烦渴喜饮，而脾虚不能约制其水，水反侮土，土随水行，上冲于肺，流走于皮肤而光肿也，治法实脾利水为主，胃苓汤（六十二）。至于喘胀而涤，须分先后。郎斋曰：先喘而后胀，主于肺；先胀而后喘，主于脾。盖小便之行，由肺气降下而输化也，若肺受邪而喘，则失降下之令，故小便短涩，以致水溢皮肤而肿满矣。此喘为本，而胀为标也，治宜清金降气而行水兼之。脾土恶湿，土能克水。若脾土受伤，不能制水，水即上溢，则邪反侵肺气，不能降而生喘矣。此胀为本，而喘为标也，治宜实脾行水而清金兼之。苟肺病而用燥脾之药，则金得燥而喘愈加；脾病而用清金之药，则脾得寒而胀益甚。又有脾胃虚弱、湿热积而为肿者，用泻黄散（一百二十）、胃苓汤（六十二）。又有泻后、痢后、疟后、痘后、诸病后，脾虚发肿者，宜调补脾胃为主，六君子汤（十四）、补中益气汤（八十）。又有脾肾虚寒不能司摄，而水泛行，如蛊胀者，用加减肾气丸（二百二十一）。补命门火以生脾土，间服六君子汤（十四）。又有遍身脓疮发肿，治宜先夺湿热次用败毒散（八十五），又解表邪。

腹　痛

小儿腹痛其因不一，有饮食停滞而痛者，其候按之坚痛，身热恶食，治宜消化之剂，香砂丸（一百一十二）、消导二陈汤（五十九），甚则以遇仙丹（一百一十三）、乌犀丸（一百二十二）下之。有积痛者，则腹痛欲便，便下酸臭，便后痛减，或闭涩，其症面色萎黄，身热不思乳食，足冷，嗜卧，治宜遇仙丹（一百一十三）下之，下后以小异功散（五十六）和之。有虫痛者，蛔虫长尺许，或五六寸，居胃脘之间，动则吐清涎，扑身啼哭面黄唇白，时痛时止，治宜安虫饮（一百二十三）、乌梅丸（一百二十四）。又有一虫，形如细丝，或饮食中误吞油发所变，亦居胃中，动则腹中刺痛不可忍，并用使君子丸（四十三），又有血鳖，动则刺心而痛，面黄肌瘦能食，治宜追虫取积散（一百二十五）下之。如火痛者，口中气温，面赤壮热，饮冷治用泻黄散利之（一百二十）。寒痛者，口气冷，不思饮食，呕逆泄泻，此寒水侮土也，治用六君子汤（十四），加炮姜、肉桂，甚则加附子。虚痛者，消导后其腹尚痛，按之不痛是也，治用小异功散（五十六）补之。若痛连两胁，乃肝木乘脾也，用四君子（八十九），加柴胡、芍药主之。

诸　热

经曰：阳胜则外热，阳虚则外寒，阴虚则内热，阴阳相胜，则寒热往来。又曰阳不足，则先寒后热；阴不足，则先热后寒。阴阳不归其分，则寒热交争也。发热治法，宜辨所因。有因伤风而热者，头痛，鼻塞，声重，喘嗽，痰涎，恶风，手皆热，治宜芎苏散（八十三）表散之。有因伤寒而热者，频发头痛，目痛，身体拘急，耳聋，胁痛，恶寒，发热，治宜麻黄桂枝汤（一百二十六）表之。有因疫疬而热者，皆由元气不足，感乖珍之气，治宜正气散（一百一十四）、败毒散（八十五）、十神汤（一百二十七）、五瘟丹（一百二十八）、截瘟丹（一百二十九）。有因中暑而热者，长夏湿热之令，人感之，则四肢困倦，精神短少，胸满气促，乳食不思，身热头痛，自汗烦渴。经曰：静而得之为中暑，动而得之为中热。中暑者，用清暑益气汤（七十六）。中热者，黄连香薷饮（八十四）、十味香薷饮（一百三十）。夹食者，本方加消导药，暑泻六和汤（六十一）、益元散（一百三十一）。有因注夏而热者，皆由脾胃不足，被热伤元气则肢体倦怠，四肢痿弱者，嗜卧发热，精神疲倦，饮食少思，口中无味，小便赤涩，大便不利，名曰注夏，治宜补中益气汤（八十），去升柴，加炒黑黄柏、麦门冬，又生脉散（一百三十二）主之。有因感湿而热者，或处异湿之地，或汗湿沾衣，或恣饮酒浆柑瓜之类而得者，治宜渗湿汤（一百三十三）、茵陈五苓散主之（一百三十四），羌活胜湿汤（一百三十五）。又曰：湿在上，宜微汗之；在下宜利小便，使上下分消，其湿自除也。有心热者，额赤心烦，手心热或壮热饮水，呕恶，巳午时益甚，导赤散（二）。有肝热者，右颊赤，便难，转筋，寻衣捻物，多怒，多惊，寅卯时益甚，泻肝散（一百三十六）。脾热者，鼻赤，倦怠，嗜卧，身热，饮水遇夜益甚，泻黄散（一百二十）。肺热者，右颊赤，手掐眉目，喘咳，日西夜甚，泻白散（一百三十七）。肾热者，颊赤，足热甚，骨酥，如虫蚀，夜间益甚，六味地黄丸（四十二）。气虚发热者，气短不续，面色青白，自汗，乳食少思，手足指冷，午前热甚，治宜小异功散（五十六）、补中益气汤（八十）。血虚发热者，发热恶寒，两颊赤色，唇白鲜红，四肢无力，午后热甚，治宜四物汤（一百三十八），又地黄丸（四十二）滋肝肾。骨蒸热者，身体虚羸，遇晚发热，微汗方止，用补中益气汤（八十），加地骨皮、青蒿、鳖甲，又六味地黄丸主之（四十二）。又有表热者，阳盛则外热，以手轻扪之则热，重按之不热，此皮肤血脉之热，热在表也。壮热恶风寒，为元气不足，表虚热也。壮热不恶风寒，为外邪所客，表之实热也。里热者，以手按至筋骨分则热，轻手则不热，此筋骨之热，热在里也。壮热，烦渴，饮水溺赤，便结，里实热也。壮热，饮水溺数，里虚寒也。又有变蒸之热，轻则发热，微汗，其状似惊，重则壮热，吐泻，烦渴，啼哭，此变蒸也，不须用药。凡治诸热者，宜用温平之药和其里，则体热自除，但不可用大寒之剂攻之，热退则寒起，变为他症，慎之。

痉 病

诸痉项强，皆属于湿；诸暴强直，皆属于风；痉之为病，湿为本。风为标，然小儿痉病，多因惊骇停食，或乳母六淫、七情、饮食失宜所致，更当审之，兼治其母。若面目赤色，无汗恶寒，牙关紧急，肢体反张，一身强硬，痰涎壅盛，小便赤涩，终日不苏。先谵语而发者，名刚痉，风性剽急故也。若大便滑泄，不语不喝，有汗不恶寒，先四肢厥冷而发者，名柔痉，湿性柔和故也，并以小续命汤（一百三十九）。刚痉去附子，柔痉去麻黄。若壮热谵语，口渴，手足微冷，大便溏泻，此兼刚柔。如无汗，用葛根汤（八十二）；有汗，用桂枝加葛根汤（一百四十）。

若痰雍气盛，用南星、半夏、茯苓以清痰，枳实、陈皮、紫苏以顺气。热轻者，用败毒散（八十五）；热盛者，用小柴胡汤（一百四十一）。刚痉内热便秘，用大承气汤

（七十八）下之，大柴胡汤（一百四十二）解之。柔痉用附子理中汤（四）温之，六君子汤（十四）、补中益气汤（八十）补之，若延绵则难治也。又有大病后，筋脉挛急而为角弓反张，此血脱无以养筋，不可作风治，宜用黄芪当归煎服，又四物汤（一百三十八），加附子、防风、羌活。

诸　血

经曰：肺朝百脉之气，肝统诸经之血。盖荣血者，水谷之精气也，灌溉脏腑，调和百脉，若脾胃有伤，荣卫虚弱，行失常道，故血妄行。泛胃上溢为吐血，泛肺上溢为衄血，又吐咯血者，出于肾也。咳嗽血者，出于肺也。降下则便血溺血，未有不因热而得也。治泛若气虚者，用四君子汤（八十九）补之。气血两虚者，四物汤（一百三十八）加参、术。肾虚者，六味地黄丸（四十二）。肺胃热者，犀角地黄丸（一百四十三）、黄连解毒汤（一百四十四）。衄血者，此脾胃传热于肺而不能统也，宜用六君子汤（十四），加桔梗、当归、山栀、黄芩。吐血者，胃中积热也，麦门冬饮（一百四十五）、清胃汤（一百四十六）、犀角地黄丸（一百四十三）。若血出多，烦躁，脉洪大，按之如丝，循衣撮空，无气以动，乃血脱也。经曰：血脱益气宜用加减八味丸（一百四十七），又独参汤加附子。便血者，粪前见血为近血，乃大肠积热也，用黄连解毒汤（一百四十四），加炒槐花。粪后见血者为远血，乃胃中积热，用清胃汤（一百四十六）。久不止者，用补中益气汤（八十），加黄连。溺血者，如实热用清心莲子饮（一百四十八），虚热用六味地黄丸（四十二）。若禀父肾燥者，用六味地黄丸（四十二）。乳母积热者，用加味清热散（一百四十九）。郁怒者，加味小柴胡汤（一百五十）。忧思者，加胃归脾汤（一百五十一），俱加漏芦，子母并服。凡治夹血，当审气血虚实，病因随经施治，不可见其血盛以为热，剧过投凉药，使血得寒不能归源而妄流，其色紫暗而凝滞也。

汗

夫汗者心之液，乃湿热相抟而为汗也。其自汗者，无时而出，动则为息，属阳虚，胃气之所司也。盗汗者，寝中通身如浴，觉来方知，属阴虚，荣血之所主也。自汗宜补阳调卫，补中益气汤（八十），加麻黄根、浮小麦、门冬。盗汗宜补阴降火，四物汤（一百三十八），加软黄芪、浮小麦、黄连。又有脾虚泄泻，自汗，身冷，而出有时，遇泻则无，泻过则汗，此症大虚，治宜六君子汤（十四）、附子理中汤（四）主之。有肺虚自汗，因久嗽肺气虚，上壅而汗出，治宜补肺调脾为主，有慢惊自汗，其冷如冰，最为恶候，治同慢惊。有因伤风医过表散，致表虚自汗者，宜保元汤（二十六）主之。

黄　疸

《内经》曰：黄色属脾。盖小儿黄疸，皆由饮食所伤，又湿热之气蕴积于脾胃，蒸发而成也，其候面目指爪小便遍身着物皆黄是也，治宜去脾家湿热积滞，丑补散（八十六）、遇仙丹（一百一十三）之类。湿甚者，茵陈汤（一百五十二）利之。又有爪目不黄，而遍身皆黄溺赤者，乃脾湿胜，而为之黄病，治宜泻黄散（一百二十）等主之。有病后脾虚发黄，肢体浮肿者，宜六君子汤（十四），加茵陈主之。

时　毒

小儿时毒，因感四时不正之气，致头面耳项赤肿，寒热头痛，状如伤寒。若邪在表，用葛根、甘草、赤芍、升麻、牛蒡、羌活、柴胡、防风、荆芥、薄荷。邪在里，用大黄、山栀、牛蒡、枳壳、郁金、升麻，或用防风通圣散（一百五十六）。

耳　聋

肾通窍于耳，由风邪乘于手太阳，邪随其经，入于耳内，邪正相抟，气停塞滞，不能聪听于声音也，用通鸣散（一百五十四），菖蒲丸（一百五十五）。又有禀肾气不足，或大病后而耳聋者，用六味地黄丸（四十二）加黄柏、知母、枸杞。

齿　病

小儿齿病者，由风热邪毒所致，则宣烂臭气有血，治宜清胃汤（一百七十六），加石膏，又甘露饮（一百四十七）。又用肥皂一个，去子满装盐在心，炭火烧烟尽，放冷为末，揩患处，有涎吐出。

口疳疮

此症皆由胎中受热，或恣食肥甘炙煿而成口疮，或疳生走马，甚至齿龈黑烂，腮颊穿破。治法先去积热，用导赤散（二）合清胃散（一百四十六）、消毒饮（一百五十六）。若乳母厚味七情致儿为患者，用加味清胃散（一百四十九）加漏芦，母子俱服。又疮生于口两角，开口则裂痛，此脾家积热也，用当归散（一百五十七），又因滞颐涎泛口出，浸淫颊角生疮，用茅根皮汁涂之。

重舌木舌

重舌者，近舌根生形如舌而小者。木舌者，其舌肿硬，渐渐粗大，塞满于口，皆心脾极热而然也，用朴硝、紫雪、白盐同研，每半钱竹沥井水调敷。

重腭重龈

重腭者，口中上颚薄皮肿起，如囊盛水；重龈者，牙床肿起如挟是也，以针刺破去血，用蒲黄敷之。

滞　颐

滞颐者，涎流出而滞于颐间也，脾之液为涎，脾胃虚冷，不能收制其津液，故流出于颐也，温脾丹（一百五十八）主之。

鹤　膝

此候皆由禀受肾气不足，血气不充，故肌肉瘦瘠，双腿细小，其膝肿大，伸曲艰难，如鹤膝之状，故曰：肾虚则精髓内耗，肤革不容，易为邪气所袭，治宜祛风散（一百五十九），又地黄丸（四十二），加牛蜡、鹿茸主之。又有泻痢久而为是症，燉肿红赤，作痛成脓，以补中益气汤（八十），固脾土为主愈。又有肿硬不痛色白者，不治也。

便　浊

白浊者，尿白如米泔状也，因乳哺不节，致伤脾胃，故清白不分而溺白也，久则成痼，治宜人参、甘草、当归、木通、猪苓、赤芍药、赤茯苓、青皮、川草薢主之。如赤浊者，心热下流渗入于胞，治用生地黄、小蓟、木通、山栀子、赤芍药、滑石、甘草、黄药、淡竹叶、赤茯苓、车前草叶，水煎服。

遗　尿

经曰：肾与膀胱之气，虚寒不能约至津液，故睡中遗出，或常常遗出不觉。《内经》谓膀胱不约为遗溺，用破故纸散（一百六十）、鸡肠散（一百六十一）。若脾肺气虚者，用补中益气汤（八十）加破故纸、山茱萸。若禀父肾与膀胱虚者，用六味地黄丸（四十二）。

诸　淋

淋者，肾与膀胱热也，其淋有五：沙淋者，肾主水，水为热结，化为砂石，内塞水道，痛引膀胱，沙出痛止，用五淋散（一百六十二）。气淋者，肺气塞热，小腹胀满，小便涩滞而痛，宜清肺为主。血淋者，心热血散，失其常道，渗溢入胞，五淋散（一百六十二），加小蓟、滑石、车前子。寒淋者，膀胱气冷，与正气交争，寒气胜发，寒战而后溺，八味丸（一百六十三），正胜则寒战解而溺，溺止少涩，小腹连茎中痛甚者，溺白如膏，一名膏淋，六味肥儿丸（四十八）。若因乳母情欲厚味积热传儿为患者，用柴胡栀子散（一百六十四）、加味清胃散（一百四十九）。若禀肾热为患者，先用五淋散（一百六十二），又地黄丸（四十二）。又心热者，用清心莲子饮（一百四十八）。肾热者，六味地黄丸（四十二）。肝热者，柴胡栀子散（一百六十四）。脾热者，泻黄散（一百二十）。脾虚者，小异功散（五十六），脾气下陷，补中益气汤（八十）。肺实热者，泻白散（一百三十七）。肺虚热者，小异功散（五十六），加炒黑山栀。此五脏蓄热所致而治也，甚不可轻用寒凉之药以损胃气。

大便不通

小儿大便不通，乃肺与大肠有热，热则津液少而便秘，用四顺清凉饮（八十一），又润燥丸（一百六十五）。若积滞不通者，遇仙丹（一百十三）。血虚燥热，不通者，柏子仁膏（一百六十六）。若乳母情欲郁火，或厚味积热传儿为患者，用加味清胃汤（一百四十九），子母并服。若禀赋怯弱而便难者，用六味地黄丸（四十二）。

小便不通

小便不通，由肺燥热不能生水，治当清肺中之热，而滋水之化源，用黄芩、黄连、天苍、知母、麦门冬、茯苓、木通、甘草。若脾湿气不升，治当健脾土而生肺金，先泻黄散（一百二十），又六君子汤（十四）。若膀胱有热涩其流，用金沙散（一百六十七），五苓散（五十八），加木通、车前子。若脾胃气虚，不能通调水道者，补中益气汤（八十）加肉桂。若禀肾虚阴燥者，六味地黄丸（四十二）。若乳母厚味积热者，加味清胃汤（一百四十九），子母并服。一儿脾虚痞满，小便不通，用白术、泽泻、人参、茯苓、滑石愈。

梦　泄

一儿十五岁，怔忡梦泄，面白肌瘦，用补中益气汤（八十），加麦门、远志、黄柏，又六味地黄丸（四十二）料，加黄柏、牡蛎间服。又佛坐须丸（一百六十八），渐愈。

诸　疮

小儿疮疥，皆由内外积热所致。若遍身肥疮胀痛，脓水淋漓，肢体虚浮，此脾肺湿热也，泻黄散（一百二十）、四顺清凉饮（八十一）、水银膏（一百六十九）。若疮疥干痒，爬搔不宁，此风热与血热相抟，用柴胡清肝饮（一百七十）、当归和血饮（一百七十一）、大枫子膏（一百七十二）。又头疮常有脓血湿汁经岁不愈，用松香、苦参、黄连各五钱，大黄、胡粉、水银、枯矾、蛇床各三钱，为末，腊猪油调搽。如头上生软疖，用鳖甲煅为末，飞面和白醋调涂上。

附胎毒疮

胎毒之由，皆由娠母七情六欲妄动，辛酸煎煿多尝。丹溪谓胎毒疮不宜服药，乳母调适得宜，乃不药之药也，信哉。一儿患胎毒流注，余先以发解之剂起者，铁箍散（一百七十三）围之，又以参芪托里散（一百七十四）成脓毒化愈。一儿患胎毒疮，遍体溃烂，余以甘草、苦参、防风煎汤，浸青布衣二领，晒干，令儿换着身上，内服清解之剂。一儿患胎毒疮，久稍愈，面色枯白，疮痕少神。余谓毒尽外出，宜补益之，否则元气脱绝，慢脾不治，以保元汤（二十六）加当归、芍药、金银花治之愈。

胎毒发丹

皆由胎毒内伏或频浴热汤，或久卧火炕，或乳母过食煎煿辛辣，或七情内郁助邪为患，或发于头面，或发于四肢、胸背，色赤游走不定，治以砭法，先宜发解，必犀角消毒饮（一百五十七）、大连翘饮（三），中病即止。一儿患此，外势难轻，二便秘结，乳食减少。余谓毒在脏，以百解散（二十四）发出。其势难重，而内症悉平，以大连翘饮（三）及砭法愈。一儿伤食发丹，大便秘结，用保和丸（一百一十一）、四顺清凉饮（八十一）通之愈。

赤游火丹

此候皆由内有积热熏蒸，外被风热毒之气所干也。抟于血气，则皮肤赤肿行走不定。若重者随血气虚处，则流注焮肿赤色，如火灼，或成脓，或乳母爱食煎煿辛热，致儿患此。若游走入腹入肾，火能杀人，宜速治之。用升麻、黄芩、连翘、大黄、朴硝水煎服，又方用郁金、甘草、桔梗、天苍、葛根、薄荷煎服，用生地黄、赤芍、当归、川芎、荆、防、黄芩煎服。又方用马齿苋捣烂敷之，又方螺狮肉捣烂绞汁涂上，又水中苔敷上，又蓝叶捣烂敷上。又有风块游走遍体，或赤或白，或痛或痒，由风热毒发，血气相抟而生也，用升麻葛根汤（八十二），加荆、防、薄荷。

天疱疮 即燎浆疮

由风热毒气，客于皮肤，抟于血气而生，始生如汤烫作泡，皮破浆出成疮，用地黄膏涂之（一百七十六）；或用柏叶捣汁半盏，水解服之。

解　颅

　　解颅者，儿生下囟大，头缝不合，如开解。肾主骨，而脑为隧海，肾气有亏，则脑水不足，故不合也。钱氏用六味地黄丸（四十二），调元散（一百八十八），仍用南星末醋调传，以绯帛焙热帖之。

囟　填

　　囟填，囟门肿起也，由乳哺不节，饥饱失时，或寒热乘于脾胃，致脏腑不调，其积热气上充于脑，故填胀囟突而高，如物填其上也，治宜大连翘饮（三），或泻清丸（一百八十九）主之。

囟　陷

　　囟陷如坑者，由病久气血虚弱，不能上冲于脑髓也，治宜同真汤（二十一）；又狗骨炙为末，鸡子清调敷之。

天柱骨倒

　　天柱骨倒，乃项软也，由真气虚弱，客邪侵袭风府，传于筋骨则项软垂下而无力也，治宜祛风散（一百九十），调元散（一百八十八）；又附子、南星等分为末，姜汁调贴患处。

五　软

五软者，头软、手软、脚软、身软、口软是也。皆由胎气不固，生下精髓不充，又为六淫所袭，而为之也。头项软者，肾主骨，肾虚所致也。或因吐泻久脾弱而得者，补脾胃为主，六君子汤（十四）加肉桂、炮姜，风邪侵袭者祛风为主。手软者，两手筋缩，不能舒伸，无力以动也。宜薏苡仁、当归、秦艽、酸枣仁、防风、羌活、荆芥等分为末，蜜丸，芡实大白汤化下。脚软者，骨髓不满气血不充，筋弱不能束骨而行迟也，宜地黄丸（四十二）加牛膝、五加皮、鹿茸、虎胫骨为主。身软者，肉少皮宽，饮食不为肌肤也，宜补脾胃为主。口软者，心神不足则舌本不通而不能言语也，宜人参、石菖蒲、麦门冬、远志、川芎、当归各二钱，乳香、朱砂各一钱为末，蜜丸米汤化下。又有禀气不足则髓不能充骨而齿不生者，宜十全大补汤（一百九十一）加知母、黄柏主之。

五　硬

头项四肢强直冰冷，乃肝受风邪也，宜小续命汤（一百三十九）主之。若手足皆硬，用何首乌、五灵脂、川芎、天麻、蝎梢、薄荷、防风、甘草各等分为末，每服用桃柳条煎蜜汤调下。

龟　胸

此症皆由客感风热凝注，为痰停滞心胸，咳嗽喘促肺气涨满，攻于胸膈而渐成龟胸。或乳母过食辛辣，或夏哺热乳久成斯症，宜用宽气化痰丸（一百九十二）主之。

龟　背

此症皆由小儿失于护背，客风吹背传入于髓，故皆突如龟壳之状，或强令坐早，或咳嗽久肺气虚，肾无生气，肾主骨，风寒乘虚而入于筋骨，其邪凝滞精血，不能流通，故背骨皆凸出而驼。治法先祛风健脾兼滋阴壮水为主，得肺气足而生水，精髓固而流通利，则愈终不能脱然如故。钱氏内用松药丹（一百九十三），外以乌龟尿点脊中缝中，神效。

恶疮瘰疬

皆由风热毒气所干，与血气相抟郁结成核如贯珠于耳项之间，不消不溃，若复客风热抟于津液则溃化脓血，此属肝胆二经部分，治宜滋肾水清肝火，皂角子丸（一百九十四），若肝疳积所致用六味肥儿丸（四十八）。若脾虚而肝木乘之，面色青白用小异功（五十六）加芫黄、柴胡、川芎，芍药。若溃而不软，乃气血虚也，用益气养荣汤（一百六十九），外用松香、海螵蛸为末，香油调搽。

痱　疮

痱疮俗名痱子，其状如粟粒，芥子色赤而痒搔之，久能成疮。夏月多生头面或遍体，皆由盛热汗出而腠理开，被风热毒气干于血气而生也。用冰片一分，黄柏五钱，白面二两，腊茶一两，俱为末，以新棉撮扑上，破者，敷之即愈。

黄水疮_{即浸淫}

皆由湿热与血气相抟，而其疮初生碎小，后有脓汁浸淫渐大，脓汁着处便湿烂成疮，用二黄膏敷之（一百九十七）。

新刻幼科诸方总录卷之下

金溪　儒医　龚居中　编辑
建邑　书林　刘大易　校刊

诸方总录共计二百方

一、犀角解毒汤① 治胎热丹毒

犀角　生地黄　牡丹皮　赤芍　白芷　甘草　连翘
防风　荆芥　木通

水煎服。

二、导赤散 治胎热小便黄赤

生地　木通　甘草　竹叶 或加黄芩

三、大连翘饮 治胎热等症

连翘　归尾　赤芍　木通　甘草　防风　荆芥

---

① 琥珀一个　川贝五个　胆星一个　青蒿虫九月生，活者治急惊，死者治慢惊
一百条，全蝎七双　真化红三钱，珍珠一个，牛黄一个。此为眉批。

胎热加生地，胎黄加茵陈，目赤加黄连、丹皮。

咽痛加玄参，便秘加大黄、枳壳，小便赤加栀子、淡竹叶、车前，惊啼加蝉蜕、灯心、薄荷。

四、理中汤<small>治胎寒</small>

干姜　白术　人参　甘草　加附子<small>名附子理中汤</small>

五、钩藤膏<small>治内吊肚痛</small>

没药　乳香<small>各二钱</small>　木香　僵蚕<small>各四钱</small>
上为末蜜丸如豆大，钩藤汤化下。

六、猪乳膏<small>治胎风胎惊</small>

牛黄　朱砂<small>各少许</small>
取猪乳调，抹儿口中。

七、地黄茵陈汤<small>治胎黄</small>

生地黄　当归尾　赤茯苓　天花粉　茵陈　赤芍　猪苓　泽泻　甘草
水煎服。

八、撮风散<small>治脐风撮口</small>

朱砂　僵蚕　蝎尾<small>各一钱</small>　麝香<small>少许</small>　赤脚蜈蚣<small>一条，去足，炙黄色</small>
上为末，竹沥调下一匙。

九、二虫丸<small>治三朝脐风</small>

僵蚕<small>二钱</small>　牛黄<small>一分</small>　麝香<small>五分</small>　郁金<small>四分</small>　雄黄<small>五分</small>　蜈

蚣三钱，去头足，炙黄

共为末，灯心汤为丸，如粟米大，灯心薄荷汤送三丸，着急又吞三丸。

十、备急方治夜啼内钓

煎葱汤淋洗其腹，又用熟艾纸上烘热，以帕子包熨脐腹，间频换，其痛渐止。

十一、芍药汤治夜啼及泄泻

白芍　泽泻　甘草　薄荷　木香　大茴　吴茱萸　生姜盐水拌抄

水煎服。

十二、苏和丸治吐泻惊痛，牙关紧硬，不省人事

青木香　诃子皮　安息香　白檀香　麝香　龙脑　熏木香　白术　朱砂　犀角　沉香　荜茇　丁香　香附各二两

苏合香油共为末，用安息香以酒熬成膏，同前苏合香油和蜜调剂，每服旋丸梧子大，温水或酒化下一丸。

十三、琥珀抱龙丸治夜啼惊风

琥珀　天竺黄各二钱半　麝香二分半　茯神五钱　雄黄　神砂各五钱　牛胆南星五钱

共为末炼蜜为丸如梧大，每薄荷汤送下一丸。

十四、六君子汤治脾胃虚寒等症

陈皮　半夏　人参　茯苓　白术　甘草

姜枣煎服。

十五、安神丸 治心血不足惊悸

人参　半夏　枣仁　茯神各三钱　当归　橘红　赤芍各二钱　五味五粒　甘草炙，一钱

上为末，姜汁糊丸芡实大，每用一丸姜汤下。

十六、通关饮 治急惊

南星一钱　牙皂二条　僵蚕一钱　赤脚蜈蚣一条，炙　麝香少许

上为末，生姜汁拌擦牙或滴入药二三点，一吐出涎关自开。

十七、探生散 治惊风

牙皂三钱　细辛　川芎　白芷各二钱　麝香少许　踯躅花一钱半

上剉晒为末，用灯心蘸药点入鼻内寻嚏可治。

十八、截风丸 治惊风痰搐

天麻　僵蚕　南星各二钱　蜈蚣一条　白附一个　防风　朱砂　全蝎各一钱　麝香少许

为末，蜜丸梧子大，每一丸薄荷煎汤化下。

十九、定搐散 治急惊

麻黄　南星　僵蚕　白附　羌活　赭石　蜈蚣一条　蝎梢　姜黄　朱砂各一钱　麝香五分

中医药古籍珍善本

为末，每一字荆芥紫苏汤下。

二十、牛黄抱龙丸_{治一切急慢惊风}

胆星_{八分}　雄黄_{□钱半}　天竺黄_{二钱半}　僵蚕_{□钱}　朱砂_{一钱半}　人参_{钱一钱半}　茯神_{一钱半}　牛黄_{三分}　麝香_{五分}　天麻_{三钱}　钩藤_{五钱}

上为末甘草膏为丸，芡实大，朱砂为衣，薄荷汤化下。

二十一、固真汤_{治慢惊四肢冷不省人事}

人参　附子　茯苓　白术　山药　黄芪　肉桂　甘草_炙

水一钟，加生姜三片，枣一枚煎服。

二十二、消暑清心饮_{治中暑惊搐}

香薷　泽泻　扁豆　黄连　薄荷　猪苓　厚朴　干葛　赤苓　甘草

水煎服。

二十三、辰砂五苓散_{治伤暑发惊搐}

猪苓　宅舍（泽泻）①　　白术　茯苓　肉桂　辰砂

水煎服。

二十四、百解散_{治因胎毒发惊搐及一切伤寒瘟疫痘寒热不调，六经两感并治}

羌活　独活　全胡　柴胡　升麻　干葛　甘草　桔梗　枳壳　川芎　赤芍　茯苓　陈皮　苍术　藿香　半

---

① 泽泻为注文。

夏　厚朴

姜三枣二水煎服。

二十五、牛黄镇惊丸_{治因惊发搐等症}

雄黄_{四钱}　胆星_{六钱}　朱砂_{三钱}　麝香_{六分}　牛黄_{七分}　冰片_{一分半}　犀角_{一钱}　赭石_{一钱}　珍珠_{一钱}　天竺黄_{四钱}　铁孕粉_{□分}

上为末，甘草钩藤煎水为丸绿豆大，金箔为衣，薄荷汤磨化下。

二十六、保元汤_{治因汗多慢惊症}

黄芪_{三钱}　人参_{一钱}　甘草　生姜_{三片}　枣子_{一枚}

水煎服。

二十七、镇心丸_{治因客忤惊搐症}

远志_{二钱}　雄黄_{二钱}　铁粉_{二钱}　琥珀_{二钱}　辰砂_{一钱}　麝香_{五分}

枣肉丸黄豆大金银箔为衣，每一丸麦门冬煎汤化下。

二十八、姜半散_{治吐不止将成慢惊}

半夏_{二两，姜制，到如豆大}　生姜_{去皮，三两，切片如绿豆大}　肉桂_{去皮，二钱}

上姜半共炒，令香熟；下桂再炒，微有香气，取出去桂，以绵纸摊地上出火气，为末，每用二钱水一盏煎半盏，陆续服。

二十九、抱龙丸_{治阳痫}

天竺黄_{四钱}　胆星_{八钱}　麝香_{一钱}　雄黄_{二钱}　朱砂_{三钱}

上为末，甘草膏为丸，如芡实大，朱砂为衣，薄荷汤化下。

三十、五痫丸_{治五痫}

珍珠_{五分}　雄黄_{五钱}　朱砂_{二钱半}　水□□_{钱三分}　铅_{一两，化入水银，炒侯冷}

上为末，蜜丸麻子大，每用三四丸，金银煎汤下。

三十一、六珍丹_{治痫}

雄黄　雌黄　珠□_{各一钱}　丹砂_{五分}　水银_{一钱五分}　铅_{一钱}

同水银熬，上为末，蜜丸如麻子大，每服五丸姜汤送下。

三十二、治痫丸_{治痫通用}

明矾　细辛_{各一两}

共为末，用茶内子煎膏丸如梧大，每用三钱清茶送下。

三十三、心痫丸

茯神_{三钱}　芦荟_{三钱}　琥珀_{三钱}　黄连_{三钱}　远志_{二钱}　钩藤_{二钱}　虾蟆_{二钱}　菖蒲_{少许}　麝香_{少许}　赤苓_{三钱}

上为末，粟米粉糊丸如麻大，每用十丸薄荷汤送下。

三十四、宁心丸

麦门冬_{去心，五钱}　寒水石_{一两}　白茯苓_{五钱}　甘草_{五钱}　牙硝_{五钱}　山药_{五钱}　朱砂_{一两}　龙脑_{一字}

上为末，炼蜜为丸如芡实大，每服半丸砂糖水磨下，慢惊用参术兼浓汁化下。

三十五、肝疳丸

五灵脂二钱　夜明砂二钱　龙胆草一钱半　天麻二钱　干蟾头三钱　全蝎二个　蝉蜕一钱半　川芎二钱　芦荟二钱　黄连一钱　青黛二钱　□风□钱半

上为末，猪胆汀浸如麻子大，每十丸薄荷汤化下。

三十六、凉肝汤 治肝痫

地骨皮　赤茯苓　半夏面炒　杏仁去皮　枳壳炒　生地　川芎　黄连　天麻　熟地各一两　甘草炙，二钱半

上为咀片，每用三钱，姜三片，黑豆十五粒，水煎临卧服。

三十七、大肥儿丸 制脾虚疳积泄泻

五谷虫一两　干蟾头煅，五钱　使君子肉　柴胡各五钱　山楂肉一两　川黄连七钱　厚朴七钱　神曲七钱　胡黄连七钱　青皮七钱　泽泻七钱　槟榔五钱　肉豆蔻五钱　人参　□□白术一两　山药一两　陈皮一两　莪术一两　茯苓七钱　芍药七钱　川芎五钱　甘草五钱

上为末，蜜丸如弹子大，空心清米汤化下。

三十八、调脾汤 治脾疳

人参　白术　青皮　陈皮各一钱　诃子皮一钱　甘草炙，五钱　丁香二钱

上为一剂，水煎温服。

三十九、清肺汤_{治肺疳}

麦门冬　黄芩　当归　连翘　防风　赤苓　桔梗　生
地　紫苏　甘草　全胡_{各五分}　桑白_{一钱}
水煎服。

四十、化蟹丸_{治肺疳}

芜夷　青黛　芦荟　川芎　白芷　胡连　虾蟆灰_{各等分，}
_{为末}
猪胆汁浸糊丸麻子大，每二□食后临卧杏仁汤下。

四十一、敛鼻散_{治肺疳}

赤小豆　青黛　当归　瓜蒂　地榆　黄连　芦荟　各
等分　雄黄_{少许}
为末，入鼻敛疮。

四十二、六味地黄丸_{治肾疳}

白茯苓　干山药　白泽泻　牡丹皮　熟地黄_{酒洗}　山茱
萸_{久蒸，去核}
上为末，炼蜜丸如梧子大，每空心热水化下五七十。

四十三、使君子丸_{治蛔疳}

使君子肉_{一两}　川芎_{二钱半}　甘草_{一钱半}　厚朴　陈皮_{各一}
_两　芍药_{五分}
上为末，蜜丸如莲子大，白汤化下。

四十四、痞癖丸_{治痞癖}

人参　茯苓　甘草　当归　川芎　使君子　虾蟆灰
白芍　地黄　黄芪　柴胡　鳖甲　陈皮半分,各等分
姜枣煎服。

四十五、退黄丸治【脱字】

青矾二两
锅内溶化，入陈黄米二升，用醋拌匀，慢火炒，令烟尽
为度，加入平胃散三两同炒，少顷再入四苓散半料，同炒为
末，醋糊丸梧子大，每空心临卧陈米煎汤送下。

四十六、褐丸子_{治疳胀}

萝卜子一两　青皮　陈皮　槟榔　赤苓　黑牵牛　五灵
脂各五钱　木香二钱半　莪术五钱
为末，面糊丸绿豆大，每十五丸叶白紫苏煎汤下或罗
卜汤下。

四十七、疳积丸

使君子肉一两　虾蟆末□两　鸡硬肝内黄皮五钱,烧存性
五谷虫五钱　锅巴四两　人参　茯苓　黄连　山药各一两
上为末，白糖霜四两，调匀服。

四十八、六味肥儿丸_{治疳积}

川黄连　白芜荑　神曲　麦芽　厚朴各一两　木香五钱
上为末，蜜丸如弹子大，清米汤化下。

四十九、疳泻丸

黄连　肉果　诃子肉　砂仁　茯苓各等分

为末，饭丸麻子大，每用五丸，米汤送下。

五十、布袋丸_{治疳泻}

白芜荑_{五钱}　山楂肉　使君子肉_{各一两}　芦荟　雷丸_{各五钱}　甘草　阿魏_{各三钱}　人参　白术　茯苓_{各五钱}

上为末，砂糖丸如弹子大，每用一丸以绢袋盛之，用熊猪里脊肉四两同煮熟，与儿食汁，次日仍前法再服。

五十一、芦荟丸_{治丁奚哺露}

芦荟　人参　白术　茯苓　山药　木香　陈皮　青皮　麦芽　神曲　当归_{各三钱}　槟榔_{二个}　麝香_{少许}

上为末，猪脂打面糊丸如麻子大，或蜜丸如圆眼大，清米汤化下。

五十二、芷梢散_{治马牙疳}

白芷_{五钱}　马牙硝_{一钱}　铜青_{五分}　麝香_{一钱}

为末，干敷口角及擦齿上。

五十四、千金肥儿丸_{治小儿疳症，调脾胃养血，消积杀虫气散疳热}

白术_{土炒}　苍术_{米泔制}　陈皮_{去白}　甘草_{炙，二两}　神曲_{四两，炒}　鹤风_{五钱，炒}　雷丸_{五钱，炒}　芦荟　使君子肉_{各一两，焙干}　夜明砂_{洗净焙，一两}　禹余粮_{煅，四两，如无以蛇舍五代}　川黄连_{四两}　苦参_{一两，烧酒}　牡蛎_{煅七次，童便焠净洗，四两}　厚朴_{用干姜二两，水}

煅令润，固炒干去姜，合二两　青蒿四两，童便浸□干焙　虾蟆三具，蒸焙干为末　山楂肉炒　鳖甲　胡黄连各二两　上各□□末用　红枣一两，煮去皮核　黄芪八两　当归四两

熬膏□□，为丸如小豆大，用甘草末二两，雷丸末，小茴香末各一两为衣，每服八岁以下五十丸，九岁以上七十丸，食前清米汤送下，如儿小不能吞丸药者，清米汤浸化服。

治疳积眼

胡黄连五钱　芙蓉花阴干，四钱　肉果一个，面裹煨

共为末，用赤雄鸡软肝一具，去筋膜入前药，捣丸如弹子大，用白酒煮熟分作三四次，空心温服。

五十五、至宝丹治五疳八痢及积聚

人参　砂仁　丁香　沉香　雷丸各一钱　木香三钱　大黄一钱半　牙皂　草果各八分　巴霜一钱　白豆仁二钱

上为末，白酒药曲蛀屑糊丸如粟大，每服一分白汤送下。

五十六、小异功散治先泻后吐脾胃虚冷

白术　茯苓各二钱　人参　橘皮各一钱半
姜枣煎服。

五十七、黄连芍药汤治先吐后泻

黄连　芍药　猪苓　泽泻　白术　茯苓　甘草

五十八、五苓散 治吐泻

猪苓　白术　茯苓　泽泻　肉桂　白术
煎服，去肉桂名四苓散。

五十九、消导二陈汤

陈皮　半夏　茯苓　苍术　白术　砂仁　神曲　香

附 麦芽

水煎服。

六十、加味二陈汤 治夹暑伤寒吐泻

陈皮　半夏　茯苓　甘草　厚朴　香薷　黄连　山

楂 麦芽　神曲　木通　泽泻

六十一、六和汤 治暑湿

陈皮　半夏　茯苓　甘草　藿香　厚朴　香薷　木

瓜 扁豆　黄连

六十二、胃苓汤 治长夏吐泻

苍术　陈皮　厚朴　甘草　猪苓　泽泻　白术　茯苓

六十三、参术二香汤 治胃虚寒呕吐

人参　白术　甘草　藿香　丁香　炮姜
水煎服。

六十四、助胃膏 治胃气虚寒吐

人参　白术　茯苓　甘草　山药　木香　砂仁　丁

香　藿香　炮姜
水煎服。

六十五、葛半汤_{治胃受邪热心烦呕吐}

葛根　干夏　甘草　竹茹　黄连_{姜汁炒}
水煎服。

六十六、茹苓汤_{治伤暑吐}

陈皮　半夏　茯苓　香薷　厚朴　扁豆　麦芽　车
前　甘草
水煎服。

六十七、醒脾丸_{调脾快胃}

陈皮　半夏　厚朴　苍术　茯苓　草果
蜜丸米饮下。

六十八、清金饮_{治伤风嗽吐}

前胡　杏仁　桔梗　青皮　半夏　甘草　旋覆花　薄
荷　陈皮
水煎服。

六十九、消乳丸_{治伤乳呕吐}

陈皮　半夏　茯苓　砂仁　麦芽　白豆仁
姜煎服，如胃寒吐加丁香、藿香、生姜。

七十、霍香正气散_{致内伤脾胃外感寒邪}

紫苏　大腹　陈皮　桔梗　甘草　茯苓　半夏　神

曲　厚朴　白芷　生姜　枣子
煎服。

七十一、诃附丸_{治飧泻}

诃子肉_{一两}　附子_{五钱}　灶心土_{一两}
上为末，陈皮糊丸如粟大，清米汤下。

七十二、十六味肥儿丸_{治脾胃虚弱}

人参　白术　茯苓　山药　米仁　芡实　莲肉　甘
草　陈皮　山楂　麦芽　砂仁　黄连　泽泻　芍药　连翘_各
_{等分}
为末，蜜丸如弹子大，空心清米汤化下。

七十三、健脾丸_{治脾虚身热}

人参_{二两}　白术_{四两}　黄连_{一两}　山楂肉_{二两}　茯苓_{二两}
山药_{二两}　扁豆_{二两}　苍术_{二两}　芍药_{二两}　陈皮_{二两}　甘草_五
_钱　砂仁_{五钱}　木香_{五钱}
上为末，砂糖调味汤化下。

七十四、矾石丸_{治洞泻}

枯矾_{五钱}　滑石_{五钱}
上为末，神曲糊丸，如芥子大，每用六丸白汤下。

七十五、香橘饼_{治积冷泻}

木香　青皮_{各五钱}　厚朴　神曲　麦芽_{各一两}
上为末，蜜丸为饼，空心米汤。

七十六、清暑益气汤治伤暑烦热

黄芪　升麻　苍术　人参　白术　陈皮　神曲　泽泻　黄柏　当归　青皮　干葛　五味　甘草
水煎服 。

七十七、大温惊丸治惊泄

麦门冬五钱　代赭石五钱　酸枣仁一两　甘草五钱　桔梗尾二钱半　金银箔六片　木香五钱　辰砂五钱　白术　茯苓　人参各五钱　僵蚕二钱半　全蝎□□
为末，蜜丸绿豆大，量儿大小服之。

七十八、承气汤治里急后重腹痛痢疾

朴硝　大黄各二钱　厚朴四钱　枳实三钱
煎服，去硝名小承气。

七十九、木香槟榔丸治食积

黑丑头末，二两　槟榔二□　木香五钱　大黄一两，半生半熟
上为末，神曲生姜汁糊丸如粟米大，大小加减，米汤送下，砂仁汤亦可。

八十、补中益气汤治形劳虚损

黄芪　人参　甘草　归身　柴胡　升麻　陈皮
水煎服。

八十一、四顺清凉饮除中焦热

当归　芍药　地黄　甘草

等分，或加柴、芩、生姜。

八十二、葛根汤 治秧风摇身热清涕

葛根　芍药　甘草
加升麻名升麻葛根汤。

八十三、芎苏散 治伤风发热咳嗽头疼等症

川芎　苏叶　陈皮　半夏　甘草　桔梗　前胡　干
葛　茯苓　枳壳

八十四、香薷饮 治暑热

香薷　厚朴　□连
水煎服。

八十五、败毒散 又名人参败毒散，治积毒呕恶

柴胡　前胡　川芎　枳壳　羌活　独活　桔梗　人
参　甘草　生姜
水煎服。

八十六、丑补散 治水肿胀满痢积

牛肉一斤，切片，先至于砂锅内，次下三棱、莪术
（醋），再下吴茱萸（四两，汤泡），又下芫花四两（醋煮
数沸出，又水浸一宿晒干），用水煮牛肉无渣为度，取出晒
干加木香一两，黄连一两，共为末，每用三分，空心酒调
下五七服为率，大人用五分。

八十七、**导滞汤**<small>治痢下气滞肛痛</small>

当归　黄芩　黄连　□□大黄　槟榔　□□
赤加甘草白加姜。

八十八、**固肠饮**<small>治久痢不止</small>

木香　黄连　当归　白芍　人参　白术　茯苓　甘
草　诃子
水煎服。

八十九、**四君子汤**<small>治脾胃不调等症</small>

人参<small>一钱</small>　白术<small>二钱</small>　茯苓<small>二钱</small>　甘草　生姜<small>三片</small>　枣子
<small>一枚</small>
水煎服。

九十、**香连丸**<small>治赤白痢疾</small>

木香<small>煨，一两</small>　黄连<small>吴茱萸炒，二两</small>　乌梅肉<small>尾上焙干，四钱，上</small>
为□阿胶五钱□□水化为糊和为丸，如麻子大，每用空心
甘草汤送下，白痢淡姜汤送下。

九十一、**补元散**<small>治痢疾久，脾胃虚，肢冷脉沉微</small>

人参　白术　茯苓　附子　木香　肉豆蔻
煎服。

九十二、**痢疾经验加减方**

白术　茯苓　陈皮　甘草　木香　黄连　厚朴

里急后重加槟榔、枳壳、当归，积食加山楂、神曲、麦芽、神曲、青皮、砂仁或保和丸，小便赤涩加滑石、车前子、泽泻、山栀子、淡竹叶、木通，腹痛加芍药，暑热加香薷饮、砂仁、六一散，夹外感加葛根、柴胡、川芎，风入大肠加防风、羌活，血痢加柏叶、荆芥、地榆、阿胶，白积加炮姜、吴茱萸，湿加苍术、茵陈。痢久积尚未尽，中气已虚，加人参、升麻、芍药、诃子、陈仓米。痢久脱肛，色赤而痛者用补中益气汤送下香连丸，又以蓖麻子仁研贴顶心，又以诃子肉、赤石脂、龙骨、海螵蛸等分为末，猪胆调涂肠头上，以绢揉入。

九十三、姜茶散 治赤白痢效起如神

芽茶三钱　生姜三钱　黄蜡一分□　□叶七片

红多茶多，白多姜多，水一钟，煎至四分，不止再一服。

九十四、四兽饮 治虚冷痢

人参　白术　茯苓　甘草　陈皮　半夏　乌梅
姜枣煎服。

九十五、驱疟丹 截疟去积理脾

草果　青皮　陈皮　白术各一两　川常山□□　穿山甲土炒，一两　槟榔二两　鳖甲二两，醋炙　大黄三两，久蒸久晒　甘草五钱

上为末炼蜜丸，如弹子大，以黄蜡封固，每用一丸，空心好酒化下。

九十六、人参养胃汤治疟寒多热少

陈皮　半夏　茯苓　人参　苍术　厚朴　苍术　草果
甘草姜煎热服。

九十七、清脾饮治疟疾热多寒少

青皮　厚朴　白术　草果　柴胡　茯苓　半夏　黄
芩　甘草
姜枣水煎服。

九十八、绝疟丹

常山　槟榔各二两　草果一两　朱砂
上为末，神曲丸如黍大，每用三十丸发。

九十九、天防汤治夹惊伤风

天麻　防风　钩藤　南星　甘草　薄荷　柴胡　桔梗
通水煎服。

一百、菖蒲汤□□□□□□

葛根　柴胡　紫苏　陈皮　甘草　茯苓　山楂　麦
芽　神曲　枳壳
咳嗽加陈皮、前胡、羌活、防风。

一百零一、清肺丸治痰嗽

白术一两　茯苓一两　陈皮一两　薄荷叶五钱　南星一两
陈皮一两　细辛五钱　甘草一钱　桔梗一两

上为末，蜜丸如弹子大，灯心汤化下。

一百零二、清痰降火汤

贝母　陈皮　甘草　茯苓　桔梗　知母　天花粉　黄芩　杏仁　麦门冬
水煎服。

一百零三、人参清肺饮

人参　白术　茯苓　甘草　贝母　麦门冬　款冬花　五味
水煎服。

一百零四、滋阴降火汤 治肾水不足，火炎无治而结为痰嗽

当归　地黄　白芍　知母　黄连　天花粉　茯苓　甘草　麦门冬　灯心　莲子
煎服。

一百零五、参苏饮 治风邪气郁生痰

人参　苏梗　陈皮　桔梗　前胡　半夏　□□　茯苓　木香　□壳　甘草　生姜
煎服。

一百零六、疏风顺气汤 寒哆□

紫苏　葛根　陈皮　前胡　麻黄　杏仁　甘草
水煎服。

一百零七、治火喘汤

黄连　黄芩　甘草　防风　天花粉　旋覆花
水煎服。
喘定后加麦门冬、知母、芍药。

一百零八、参术调中汤 治虚喘

地骨皮　麦门冬　人参　白术　茯苓　甘草　五味
子　椿白皮
白水煎服。

一百零九、加减二陈汤 治痰嗽诸症

陈皮　半夏　茯苓　甘草
热嗽加天花粉、知母、黄芩。
风乘肺加陈皮、杏仁、前胡、桔梗。
火乘肺加玄参、山栀子。
风痰加南星、白附子、天麻。
寒痰加炮姜。
热痰加黄芩、青黛。
湿痰加苍术。
食积痰加山楂、麦芽、枳实。
脾虚痰加人参、白术。

一百一十、痫惊丸 治惊积

天竺黄　滑石各一钱半　牛黄　□□　半夏　轻粉各一钱
天麻　朱砂　青黛□□　地蚯蚓粪各二钱　雄黄　山楂　白

附子各二钱五分　蝉蜕　全蝎　僵蚕各七枚　□□□各五分　麝香八分　金箔二十片□□　朱砂　滑石　青黛　雄黄各为衣

每一岁至九岁服七丸，十岁至十三岁服十丸

一百一十一、保和丸治饮食所伤胸腹饱胀

山楂肉一两　半夏六分　茯苓　陈皮　连翘各三钱　萝卜籽二钱　麦芽二钱

上为末，另用神曲、生姜汁糊丸如粟米大，大小加减米汤送下，砂仁汤亦可。

一百一十二香砂丸治小儿停食不化

三棱　莪术　香附　槟榔　青皮各一两　山楂　麦芽神曲　陈皮各二两　砂仁　木香　白豆仁各五钱

上为末，蜜丸如弹子大米汤化下。

一百一十三、遇仙丹治诸般积聚

大黄　三棱　莪术　牙皂　茵陈　枳壳　槟榔各四两黑牛头末四两　木香一两

上为末，用大皂荚打碎去籽，煎浓汁煮面糊丸，如绿豆大，每用钱半白汤下。

一百一十四、正气散治疟母初起先以此发散

陈皮　半夏　茯苓　柴胡　葛根　紫苏　厚朴　青皮　槟榔　草果　山楂

煎服。

一百一十五、阿魏丸_{治痞}

黄雄鸡硬肝　□□　五灵脂　□□□　乳香　没药
阿魏　□□□□

上为末，醋打大麦芽末，为丸粟米大，每用二十丸空心好酒送下，外以黄丹、朴硝、大蒜共捣烂，纸贴患处一饭时即去，不然皮起泡烂。

一百一十六、阿魏膏_{治小儿癖痞}

羌活　独活　玄参　官桂　当归　青皮　赤芍药　草乌　半夏　生地　莪术　草果　大黄　穿山甲_炒　白芷　红花　川楝　土木鳖_{二十个，研}　水红花子_{各五钱}　急性子_{五钱}巴豆_{六十粒，研}　蓖麻子_{六十粒，研}　独大蒜_{一两}

上剉，用香油一斤四两，煎白芷焦色沥去渣，加葱姜自然汁各一小盏，沸去水入乱发一团，煎化徐下。黄母一斤二两，松香六两，煎软硬得中，离火入芒硝、阿魏、乳香、没药各五钱，麝香、人言各三钱，成膏，贴右肋下穴，烘双手熨一百余，手出微汗妙。

一百一十七、人参安神丸_{治心血不足振悸不胀}

麦门冬_{三钱}　人参_{二钱}　当归_{三钱}　黄连_{二钱}　酸枣仁_{二钱}　生地_{三钱}　朱砂_{二钱}　茯神_{二钱}

上为末，猪心血丸如芡实大，朱砂为衣，灯心汤下。

一百一十八、人参竹叶汤_{治虚不眠}

门冬　人参　□□□□□麦　粳米　姜

一百一十九、五子五皮饮

苏子　山楂籽　萝卜子　葶苈子　香附子　陈皮　大腹皮　茯苓皮　生姜皮　橘皮

一百二十、泻黄散_{治湿热肿胀}

黄连　茵陈　黄柏　黄芩　茯苓　山栀　泽泻
水煎服。

一百二十二、乌犀丸_{治饮食停滞腹痛，惊疳积聚，小便如泔，遍身疮癣，或渴或吐或泻等症}

巴豆一百单八个，去心膜，用沉香水浸过，橘皮一两去白，切片将巴豆拌和，受晓露七夜文武火炒令黑色，拣出巴豆令去油尽，苍术六钱，去粗皮浓煎，犀角水浸受太阳七日晒干微炒，逐将橘皮同碾为末，将巴豆和入乳内研匀水浸蒸饼为丸，萝卜子大，量儿大小加减丸数，临卧生姜汤送下。

一百二十三、安虫饮_{治蛔虫动口吐清涎}

黄连　乌梅　炮姜　山楂　厚朴　芍药　使君子肉枳实　陈皮　川楝子
水煎服。

一百二十四、乌梅丸_{治蛔虫动痛}

细辛　桂枝　黄柏各六钱　乌梅十个　干姜　黄连各一两当归　蜀椒各四两

上为末，酒浸乌梅一宿，去须蒸之，□□如麻子大，每用二十□汤送下。

一百二十五、追虫取积散_{治虫积}

牵牛_{二两半}　雷丸_{一两}　木香_{五钱}　芜荑_{五钱}　莪术_{五钱}　锡灰_{五钱}　大黄_{二两一钱}　使君子_{五钱}　槟榔_{一两}　干漆_{五钱}

上为末，每用一钱好酒调下，或面糊丸麻子大，天明猪肉汤送下。

一百二十六、麻黄桂枝汤_{治伤寒发热}

麻黄　桂枝　芍药　甘草　杏仁
姜煎服。

一百二十七、十神汤_{治冬月伤寒疫疬发热等症}

紫苏　甘草　陈皮　香附　干葛　升麻　芍药　川芎　白芷　麻黄　生姜
煎服。

一百二十八、五瘟丹_{专治疫疬}

黄芩乙庚年为君，黄连戊癸年为君，黄柏丙辛年为君，山栀丁壬年为君，人中黄甲巳年为君，香附、紫苏叶，上为君者倍之。余各等分生晒为末，用大黄倍煎成膏，余药为丸弹子大，雄黄朱砂为衣金箔贴之，阴干每一丸水浸化。如阴症白汤下，阳证井水化下。

一百二十九、截瘟丹_{治疫疬}

柴胡_{□两}　细辛_{五钱}　当归_{一两}　麻黄_{去节净末，四两}　甘草_□

两　□□一两　□麻一两半　人中白□钱半

　　加□□五钱，秋□□，加桂枝□钱，上各取净末水糊丸豆大，每用二十丸，用雄黄五分，为末凉水送下，取出汗为度。

一百三十、十味香薷饮□和脾

香薷　人参　白术　茯苓　甘草　黄芪　扁豆　木瓜　厚朴　陈皮
水煎服。

一百三十一、益元散治暑湿

滑石六两，飞过　粉草一两
共为细末，水调服。

一百三十二、生脉散治注夏发热

人参　五味子　麦门冬
水煎服。

一百三十三、渗湿汤治感湿发热

黄芩　黄连　山栀　防己　二术　陈皮　青皮　赤苓　泽泻　茵陈　猪苓
水煎服。

一百三十四、茵陈五苓散治感湿发热

茵陈　猪苓　宅舍（泽泻）　白术　茯苓　肉桂　甘草

一百三十五、**羌活胜湿汤**治感湿发热

羌活　防风　川芎　藁本　甘草　黄柏　蔓荆子
苍术
水煎服。

一百三十六、**泻肝散**治肝热

车前　木通　□□　归尾　山栀　黄芩　龙胆草
甘草
水煎服。

一百三十七、**泻白散**治肺热

桑白皮　地骨皮　甘草　陈皮　桔梗
水煎服。

一百三十八、**四物汤**调益荣卫滋养气血

白芍二钱半　当归二钱　熟地二钱半　川芎二钱
水煎服。

一百三十九、**小续命汤**治刚柔痉病

麻黄　人参　黄芩　川芎　芍药　甘草　杏仁　防
己　官桂　防风　附子
水煎服。

一百四十、**桂枝加葛根汤**治刚柔痉有汗

葛根　赤芍　甘草　桂枝

水煎服或加羌活防风汤。

一百四十一、小柴胡汤 治诸热刚柔痉病

半夏　人参　柴胡　黄芩　甘草

一百四十二、大柴胡汤 治诸热刚柔痉病

柴胡　大黄　半夏　枳壳　黄芩　赤芍　生姜　枣子
煎服。

一百四十三、犀角地黄汤 治肺胃热失血

犀角　地黄　牡丹　芍药
水煎服。若加黄芩、大黄，能消瘀血发吐。

一百四十四、黄连解毒汤 治失血等症

黄连　黄柏　黄芩　栀子
水煎服。

一百四十五、麦门冬饮 治吐血久不止

五味子　麦门冬　黄芪　当归　人参　生地
水煎服。

一百四十六、清胃汤 治粪后见血

牡丹皮　生地　黄连　当归　山栀
水煎服。

一百四十七、加减八味丸 治血脱益气

山茱萸　山药各四两　熟地八两　茯苓　牡丹皮　泽泻各

三两　肉桂　五味子各一两

为末，地黄膏加蜜丸梧子大，每七八十白汤下。

一百四十八、清心莲子饮治溺血

麦门冬　地骨皮　黄芩　甘草　茯苓　黄芪　柴胡
车前子　石莲肉　人参
水煎服。

一百四十九、加味清胃散治乳母积热失血

升麻　生地　黄连　当归　柴胡　山栀　牡丹皮
水煎服。

一百五十、加味小柴胡汤治郁怒

柴胡　半夏　人参　黄芩　甘草　山栀　丹皮

一百五十一、加味归脾汤治因忧思失血

当归　龙眼　远志　人参　黄芪　白术　茯神　酸枣
仁各□钱　木香五分　甘草三分
姜枣煎服。

一百五十二、茵陈汤治黄疸

茵陈　栀子　柏皮
滚煎服。

一百五十三、防风通圣散治时毒

大黄　芍药　薄荷　川芎　当归　甘草　厚朴　芒

硝　栀子　连翘　黄芩　桔梗　白术　麻黄　荆芥　滑
石　石膏

水煎服。

一百五十四、通鸣散<small>治耳聋</small>

菖蒲　远志<small>各一两</small>　柴胡　防风　麦门冬<small>各五钱</small>　细辛
葶苈<small>各二钱</small>　杏仁<small>十四个</small>　磁石<small>一分</small>

上为末，每用五分，食后葱白汤调下。

一百五十五、菖蒲丸<small>治耳聋</small>

菖蒲<small>一两</small>　巴豆<small>一粒</small>

上研为剂，分作七丸，每用一丸，绵裹塞耳内，一日
一易。

一百五十六、消毒饮<small>治口疳</small>

当归　川芎　生地　赤芍　连翘　山栀　黄连　甘草

一百五十七、当归散<small>治口角裂痛生疮</small>

当归　芍药　桔梗　黄芩　黄连　全胡　生地　栀
子　薄荷

水煎服。

一百五十八、温脾丸<small>治滞颐</small>

半夏　丁香　木香<small>各五钱</small>　干姜　白术　陈皮<small>各二钱半</small>

上为末，糊丸黍大，一岁儿十丸，米汤下。

一百五十九　　祛风散_{治鹤膝}

防风　牛膝　薏苡仁　苦参_{阴便浸晒}　何首乌_{阳便浸晒，各一}_两　僵蚕　天花粉　荆芥穗_{各五钱}　肥皂□白_{一两}

上共为粗末，每用三钱，同冷饭团四两，公猪油六钱，黏米、绿豆各一撮，水四碗煎至二碗，分作两次温服。

一百六十、破故纸散_{治遗尿}

破故纸为末，每用一钱白汤调下。

一百六十一、鸡肠散_{治遗尿}

鸡肠草_{一两}　牡蛎_{三钱}　龙骨　南桂　茯苓　桑螵蛸_各_{五钱}

水煎服。

一百六十二、五淋散_{治诸淋}

赤苓　赤芍　山栀　当归　甘草
灯心水煎服。

一百六十三、八味丸_{治寒淋}

熟地_{四两}　茯苓_{一两}　丹皮_{一两半}　泽泻_{一两}　石枣肉_{二两}
肉桂_{五钱}　附子_{五钱}　山药_{一两}

上蜜为丸梧子大，每服三四个。

一百六十四、柴胡栀子散_{治积热淋病}

柴胡　山栀　茯苓　川芎　芍药　当归　牡丹皮　牛
蒡　甘草

水煎，子母并服。

一百六十五、润燥丸治大便燥结

当归尾五钱　防风三钱　大黄一两酒蒸　羌活□两　皂角子一两半，烧存性　桃仁二两半　麻仁一两半

上为末，蜜丸如梧子大，每用二钱白汤下。

一百六十六、柏子仁膏治大便不通

柏子仁　松子仁　胡桃仁

等分，上研膏，如弹子大，白汤化下。

一百六十七、金沙散治小便不通

海金沙　地肤子　郁金　滑石　甘草　灯心　木通
水煎服。

一百六十八、佛座须丸治小儿梦泄

茯苓一两　黄柏四两　远志　猪苓　山茱萸肉　莲须
菟丝子各七钱半　甘草八钱　砂仁二两

上为末，山药糊丸梧子大，每用三钱，空心白汤下。

一百六十九、水银膏治诸疮

水银二钱　樟脑一钱
木油调搽。

一百七十、柴胡清肝饮治风热疮

柴胡　山栀　茯苓　川芎　芍药　牡丹皮　牛蒡子

当归　连翘　甘草
　　水煎服。

当归化血饮治风热疮疥

　　当归　川芎　芍药　地黄　连翘　荆芥　丹皮　防风
　　水煎服。

一百七十二、大枫子膏治诸疮

　　水银　蛇床　白芷　苍术各一钱　枯矾五分　大枫子二十个
樟脑二钱　油核桃肉二十个
　　共捣一二千为丸，用掌磨擦。

一百七十三、铁箍散治胎毒

　　大黄　黄柏　南星　五倍各一两　黄芩二钱　芙蓉叶花二
两　郁金五钱
　　共为末，每用鸭蛋白调敷。

一百七十四、参芪脱里散治胎毒

　　人参　黄芪　白术　陈皮　当归　地黄　茯苓　芍
药　甘草
　　水煎服。

一百七十五 犀角消毒饮治胎毒发丹

　　生地　当归　赤芍　犀角　荆芥　防风　牛蒡子　连
翘　丹皮　黄芩　甘草　薄荷
　　水煎服。

中医药古籍珍善本

一百七十六、地黄膏<small>治天疱疮</small>

生地　升麻　蓝叶　山栀　大黄<small>各一两</small>

上矬，用猪油八两，文武火煎色变，滤去渣，磁器盛之，涂患处。

一百七十七、甘露饮<small>治风热齿痛</small>

生地　枳壳　黄芪　石斛　天门冬　麦门冬　□□叶　茵陈　甘草

水煎服。

一百八十八、调元散<small>治解颅</small>

人参　茯苓　山药　白术　白芍　地黄　当归　川芎　甘草

水煎服。

一百八十九、泻青丸<small>治囟填</small>

羌活　川芎　栀仁　龙胆　当归　防风<small>各等分</small>　天黄<small>减半</small>

上为末，炼蜜为丸芡实大，每服半丸至一丸，煎竹叶汤下。

一百九十、祛风散<small>治天柱骨倒</small>

防风　川芎　白芷　黄芩　细辛　甘草　羌活　薄荷　当归

水煎服。

一百九十一、十全大补汤<small>治气血两虚髓不充骨</small>

当归　川芎　白芍　地黄　人参　白术　茯苓　甘草　肉桂　黄芪

姜枣煎服。

一百九十二、宽胸化痰丸<small>治龟胸</small>

大黄<small>三分</small>　杏仁　百合　木通　桑皮　甜葶苈　天门冬　石膏<small>各五钱</small>

为末，炼蜜为丸如绿豆大，每服□十五丸，食后临卧热水化下。

一百九十三、松蕊丹<small>治龟背</small>

松花　枳壳　防风　独活<small>各一两</small>　麻□　□胡　大黄　桂心<small>各五钱</small>

为末炼蜜黍米大，□□丸或二十丸粥饮下。

一百九十四、皂角子丸<small>治肝胆风热瘰疬</small>

皂角仁<small>二两</small>　连翘<small>八钱</small>　当归　柴胡　山栀子<small>各一两</small>　龙胆草<small>四钱</small>　芍药　川芎　胆星　紫背天葵<small>各一两</small>　甘草　桔梗<small>各四钱</small>

上为末，米糊丸小豆大，每用一钱白汤送下。

一百九十五、皂角膏<small>贴恶核</small>

大皂荚<small>去籽，烧存性，八钱</small>　草乌　干姜　赤芍药<small>各一两</small>　糯米<small>一合，炒褐色</small>　南星<small>二两</small>

上为末，葱姜酒调涂，日易二次。

一百九十六、益气养荣汤_{治积}

人参　白术　当归　川芎　白芍　地黄　金银花　柴
胡　贝母　黄芪　桔梗　皂角刺　夏枯草

水煎服。

一百九十七、二黄膏

雄黄　雌黄　川乌_{各一两}　松香_{三钱，俱为末}　乱发_{一团，烧灰}
_{存性}

上以猪油六两熬，次入下三味煎至发消尽，以棉滤去
滓，入二黄搅匀，磁器承之涂疮上。

一百九十八、阿胶散_{治肺虚久嗽□□有痰}

阿胶_{一两，面炒}　马兜铃_{五钱}　杏仁_{二粒}　甘草_{三钱}　鼠粘子
_{一钱，剉}

上为粗末，每二钱白水煎服。

一百九十九、粉红丸_{治心虚困卧惊悸不安}

朱砂_{一钱五分}　天竺黄_{一钱}　龙脑_{二分，另研}　胭脂_{一钱}　牛
胆星_{四两}

上为末，牛胆汁和弹子大，砂糖调，温水送下。

二百、紫草膏_{治秃疮肥疮梅花疮}

紫草不俱多少，真麻油煎成膏搽患处，若梅花疮，加
金头蜈蚣一条，同煎膏搽。但搽药，每先宜盐茶洗净。又
方，用木油一两，肥皂肉八钱，全煎，切去肥皂，以油抹

或用旧网巾烧灰为末，麻油调搽。

治小儿经验棋盘局方歌

小儿初生并月中，七日八日多有风，脐风撮口皆同到，实难治疗保孩童，只有脐风无撮口，医人妙手有灵通。

第一升麻与防风，赤芍黄芩荆芥同，白芷灯心薄荷草，钩藤汤使治孩童，后方再用防风散。赤芍南星荆芥芽，羌活独活黄芩薄，枳壳桔梗灯心加，白芷稍与钩藤使，煎服即愈实堪夸。

鹅口缴后用此方，柴胡荆芥赤芍防，白芷稍同黄柏薄，羌活甘草灯心汤。

小儿初生五□朝，谷暑黄色遍身娇，先将□茹散，枳壳厚朴木通煎。赤芍黄芩姜作使，车前兼□□然。

又方再用川升麻，桔梗防风枳壳佳，北胡南星京芍药，秦艽干葛灯心紫，蜜炙桑白姜藤使，不乳月嫩共堪夸。

后方桔梗芷南星，知母贝母北胡宁，甘草荆芥当归尾，羌活独活共均平。枳壳钩藤并薄荷，灯心姜枣有神灵。

小儿三四久伤寒，咳嗽面来鲜□团，若有此症易先表。苍术陈皮芍桂宽，枳壳白芷麻黄茹，干葛升麻桑白攒，为使姜煎葱炙眼，吃了此药换方安。

后换奇方用北胡，升麻芩梗草同途，只葛知母芩栀子，赤芍南星莲去芦，桑白皮煎姜共使，服了五六帖安舒。

后方再换及黄芩，荆芥防风桔梗星，枳壳升麻干葛芍，芷梢知母豁喉音，姜连桑白胡甘草，煎忌生冷记于心。

小儿咳嗽面青时，身体无潮吐觉垂，宜服小青龙治却，杏仁五味细辛宜。半夏枳实麻黄草，姜草中圭最为奇。

又方再解杏仁参，只审麻黄半夏临，五味细心苓白术，甘草中桂共煎陈，此药服温有神效，免劳父母自忧心。

小儿饮水乳不思，手足潮热不盖被，黄芩黄柏全甘草，紫胡枳壳石膏奇。芍药向子灯心使，薄荷煎服立安宁。

小儿脉细红者色，□内伤汗多潮热，先宜表解汗发出，麻黄芍药升麻得，枳壳陈皮干葛苍，香如姜煎安可缺。又方芩桔用川芎，赤芍南星甘草姜，枳□□□□□□①，灯心煎服病安康

小儿积气用奇方，江子丁香及木香，醋炙良姜并半夏，青皮三棱莪术良，三味二两各分等，皂角存性末同当，面糊为丸梧子大，积气陈皮各有汤。

惊抖不止又加方，往攻潮热北胡汤，羌活独活防风芥，全蝎天麻甘草姜，神砂薄荷南星等，僵蚕灯草及钩藤。

小儿伏暑兼肚痛，猪苓枳壳及三棱，黄芩苍术木通等，陈皮赤苓香茹连，生姜车前同堪使，服了此药肚痛痊。

夏月伤寒可表宽，麻黄苍术升麻安，枳壳陈皮姜葱芍，呕吐半夏干姜汤。

表后气急加潮热，柴胡桔梗黄芩啜，南星枳壳芍药姜，葛草灯心真妙诀。

如再不退后又方，黄芩桔梗石膏汤，葛星芍桔柴胡柏，枳壳升麻共一方，发渴再加知贝母，姜煎车前服安康。

小儿伤寒用此方，潮热惊者甚难当，先宜表药疏通窍，厚朴陈皮赤芍姜。枳壳升麻苍术葛，麻黄桔梗药中王，葱

---

① 原文脱字。

煎为使乘热服，服了此药汗随宽。

后方不退芷防风，荆芥升麻黄柏全，甘草柴胡芩芍梗，羌活独活在其中，神砂枳壳钩藤薄，灯心□□□功

小儿中寒伏暑□，□□俱症表为先，厚朴□□陈皮芍，此名即是二香汤。

小便赤痛后加方，肚痛同煎豉翘汤，扁豆木通香薷朴，赤芍三棱莪术姜，车前壬癸同煎吃，服之即令病安康。

肚痛大小便难通，枳壳黄连滑木通，泽泻猪苓薷厚朴，姜车煎服立神功。

小儿或三四岁中，两手脉沉至骨朦，只是受暑于中病，厚朴三棱芍木通，香薷扁豆连枳壳，姜车煎服有灵通。

后换猪苓泽泻汤，三棱枳壳木通宽，黄连赤芍甘草等，姜车煎服最为良。

小儿四五夏月中，寒热脑疼腹痛攻，先宜只服香苏散，表发寒热药收功。苍术枳壳陈皮芍，麻黄表桂木通芎，香薷苏莪三棱共，车前煎服与姜葱。

表后或攻腹痛时，又兼泄泻定无疑，赤苓猪苓并泽泻，厚朴苍术及陈皮，赤车木通甘草等，车前姜与木瓜奇。

后又不退脾胃败，饮食不思真可怪，要服猪苓白术汤，泽泻茯苓黄芪丹，白芍厚朴国老丹，厚朴姜车木瓜赛。

专治小儿三四岁，乳食所伤败脾胃，或眼手还四肢肿，只服此方并散气，若表之时莫去汗，麻黄苍术陈皮济，枳壳木通厚朴芎，莪术三棱破滞气，表桂□□□□□，姜车煎服君须记。

后又退肿有仙方，进食香苏散可将，枳壳陈皮通厚朴，苍术三棱莪术汤，青皮大腹同苏叶，姜车煎服任君尝。

又换后方赤茯苓，苍术泽泻及猪苓，赤芍三棱厚朴等，莪术木通甘草平，壬癸煎来姜作使，车前一服得安宁。

后又调胃此方奇，白术人参白芍宜，茯苓陈皮并厚朴，灯心姜枣不拘时。

专治小儿六七月，搐厄或有兼潮热，一二日内便将来，不醒人事宜表切，香薷枳壳及麻黄，厚朴苍术陈皮说，赤芍木通姜草葱，大作二帖忧疑决。

又方或潮不退时，防风荆芥柴胡随，黄芩桔梗南星芍，全蝎天麻白芷奇，白附僵蚕羌独活，枳壳辰砂薄荷齐，灯心修合姜为使，钩藤此药少人知。

搐后此方便用医，潮热往来成疟时，柴苓分利阴阳妙，泽泻猪苓枳壳宜，柴胡茯苓芩芍药，灯心桔梗桂姜奇。

分后阴阳寒热期，槟榔草果赤苓奇，猪苓泽泻怕山夏，莪术三棱肉桂奇，桃柳甘草姜同使，服此仙药说因依。

专治小儿三四岁，久沾疟疾驱脾胃，日久不安多有痞，服了此药宜针灸，当归人参白术芪，怕□草果槟榔桂，神曲麦芽甘草□，□□□□各三寸，一日一□□□至。□

小儿□□热□□，□□□往来如何煎，寒□□。又有方，寒多热少宜先表，柴胡表桂及麻黄，厚朴苍术陈皮等，赤苓枳壳香薷芍，姜车煎服汗流脸。

又有脉青紫是疟，潮热不退难捉摸，先寒后热未分晓，泽泻猪苓并厚朴，柴胡枳壳赤茯苓，甘草同煎兼赤芍。有惊再用加防风，南星荆芥黄芩约，有咳又加甘桔梗，小便赤涩木通等，姜车壬癸煎服了，分理阴阳辨分晓。分后一日或成准，热多寒少猪苓汤，猪苓泽泻并枳壳，厚朴半夏及槟榔，柴胡赤苓恒山等，黄芩草果及生姜，桃柳枝条各二寸，甘草同煎病即安。

此方专治小儿麻，咳嗽声重羞明遮，先宜痛表遍身体，苍术陈皮干葛加，表桂麻黄并厚朴，枳壳升麻桑白车，生姜赤芍全煎服，了了宽胸不必嗟。

后见麻子遍身红，出透皆齐不用攻，只服玄参升麻散，黄柏黄芩桔梗同，赤芍南星甘枳壳，北湖玄参桑白浓，翘与干葛升麻共，生姜兼吃有神通。

小儿麻症不堪夸，先要疮麻出透佳，于中或有夹惊者，防风荆芥葛升麻，南星枳壳防风芍，桑白柴胡桔梗芽，甘星玄参稍芷共，生姜煎服实堪夸。

又痢并□□□□，痢者可□□□□，□□□□先将出，先医麻□□□□，□□□□梗枳壳，□□□□升麻要，再将赤芍车前煎，良医利市真堪献。

医痢要下茹苓汤，此疾不解实难当，猪苓泽泻连豆朴，赤芍枳壳木通宽，桔梗生煎车前子，煎服即愈谢医看。

此方专治小婴儿，百日半周一岁随，遍体生疮超热甚，焦啼不止号惊疮，更服防风荆芥散，黄芩白芷芍当归，羌独二活连翘等，柴胡甘草好施为，灯心薄荷同姜使，早投此药是良医。

又方白附及天麻，蝉蜕僵虫荆芥牙，茯神草芷防风等，全蝎归尾实堪夸。

再换真方托浮疮，一二日内遍身光，疮干服了急要看，忙请医人□下方，宜堪连服十宣散，芎归白芍草麻黄，茯苓表桂陈皮芍，黄芪同发最为良，姜葱煎服并堪用，二三帖内要红疮。

此症然后又加方，白苓防风荆芥良，当归川芎甘白芷，人参白术葱和姜，羌活黄芪中桂等，陈皮灯心共煎服，服了此方皆有效，早谢良医出语章。

小儿用此是如何，手足厥冷是阴多，吐泻不止无潮热，用此方调气血和，陈皮厚朴藿香叶，苍术肉桂不需多，半夏茯苓草白芍，姜葱煎服起沉疴，厥冷烦潮□□□，□□□□□□ □□□□□ 中桂，豆蔻砂仁及□□，□□□□□□□，□□□□□□康。

又有痘疹从头出，先出先靥期为顺，或在脚下先出来，更为逆者人难好，便宜就服当归术，白芍茯苓并甘草，藿香白芷及生姜，色淡再加苏木枣，方才一帖见安然，于人不要费心保。

又治痘疹小儿方，初起厥冷四肢寒，手足鼻冷及吐泻，先将表药用开场，陈皮苍术同苏叶，枳壳升麻白芍当，表桂麻黄及厚朴，藿香葱叶与生姜，大作三帖须热吃，医人痘疹是仙方。

又方一七二七靥，或胀或痛叫腰疼，背痛者是肾经痘，急宜作福靠神天，更服人参白术散，茯苓白芷藿香煎，当归白芍同甘桂，姜枣同和不可传。

后方痘疹不攻时，连服异功散最奇，木香丁香参桂术，茯苓苏叶与黄芪，姜枣和同煎可服，一方得效少人知。

靥后退潮解毒汤，升麻桔梗芍为良，防风荆芥柴胡得，干葛灯心薄荷凉，连翘黄芩甘草使，此方得效最高强。

痘靥或后食伤脾，四肢浮肿甚蹊跷，医人要服二香散，枳壳三棱消四肢，陈皮苍术并苏朴，木通表桂散寒脾，姜煎连服二三帖，再加葱服最为奇。

退肿□□□□□，□□□□□□□□，□通芍□猪苓泽

泻□□□乌药同储合，煎服此药是仙方。

后再加减用五苓，枳壳猪苓白芍青，泽泻三棱同桂朴，赤苓甘草及陈皮，莪术苍术同修和，姜车煎服便安宁。

小儿初出痘时中，大潮日夜有惊风，若不退者针灸可，天麻全蝎及防风，羌活荆芥同甘草，白芷南星薄荷同，茯神辰砂北胡等，钩藤姜使立收功。

小二三岁四岁期，多有偏坠痛无时，或成个大并个小，只合制过茹散宜，香薷厚朴同枳壳，生姜自汁炒匀奇，术通扁豆连甘草，姜车煎服便能医。

后方甚灵薷苓汤，曾经伏暑入膀胱，猪苓泽泻香薷草，赤苓黄连厚朴良，木通枳壳和川楝，车前煎服是真方。

后方五苓散最齐，猪苓泽泻木通宜，滑石茯苓芍枳壳，川楝去荚苦葶苈，车前煎服同姜好，壬癸和同服有灵。

小儿三岁及四岁，肚大青筋手足细，羸瘦皮肤遍体黄，名为疳积伤脾胃，小便如干大便白，不生肌肉如何治。

再有三棱莪术方，猪苓泽泻朴槟榔，柴胡枳壳青皮草，赤苓木通滑石良，香附陈皮乌药等，砂仁神曲及生姜，谷仁散气消疳积，世良医姓自香。

小儿伤寒□□□，□□□□□□□，□□□风寒□，□□□□□□朴姜枣，□桂香薷葱白使，车前煎服汗如汤。

表后气急有潮烦，热逆之时要退烧，柴胡桔梗升麻葛，赤芍南星枳壳饶，荆芥防风苓白芷，生姜桑白解心焦。

痰热不退后何为，只用柴胡芍药随，桔梗升麻羌独活，天花白芷草为奇，防风荆芥南星等，姜桑枳壳任施为。

摇头弄舌弃眼儿，防荆南半羌苓扶，天麻薄荷白附子，僵蚕姜草灯心助。

患病后胆怯心虚，半夏枳实橘红俱，白苓甘草生姜枣，煎熟依时温服之。

小儿伤脾通身肿，二术陈青皮桔充，赤苓猪苓土乌药，泽泻伏皮姜煎用。

夹食伤寒用黄芩，枳壳麦芽车前并，山楂半夏木通和，苏梗甘草姜煎灵。

不长肌肉便白粪，信胡猪苓朴木通，泽泻赤苓枳滑石，棱莪车前竹叶姜。

暑天潮热泻兼惊，香薷扁豆橘白苓，苍术曲楂天麻朴，猪苓柴胡甘草奇。

作泄生疮用防风，赤神泽泻麦蝉冬，□□□□银花草，山菇灯心□□□

小儿□□□□□，□□□□□□□，□□□糊为丸龙眼样。

小儿泄泻用猪苓，泽泻不油白术并，白苓中桂为细末，每服滚水调下灵。

治　　验

小儿年一岁，零四个月，时因吃乳少吃粥饭过多成积，又因多吃面食，遂成积痢，先水泄，后脓血，其症极重，时已断乳，饮食少进，睡不闭目，肛门如竹筒，手指纹已过命关，明是不治症。予设法治之，用清热消积等药，缓缓用茶匙挑灌之。觉儿精神极困，时又另用人参麦门冬煎汤，少少与之，以保其元气，如是调理数日，痢渐止，而渐获安，但其儿肉削如柴，调养半年，始得复旧。

因思世之医家病家遇此等极危之症，又犯方书所载不治之条，弃而不治，而任其毙者，不可胜计矣，因述之以镜后。

一小儿四肢消瘦，肚腹胀大，行步不能，颇能饮食，作渴发热，去后臭秽。此脾脏伤也，用异功散、肥儿丸调理而愈。

一小儿面色萎黄，眼泡微肿，作渴腹胀，饮食少思，□□或移动，小便澄白，大便不实，此脾疳之患，用□枝、芜荑，兼肥儿丸而愈。

一小儿尿浊，□□□□□□□□□□，服而愈。

一小儿患痞癖，服槟榔、莪术、枳实、黄连之类，□□□□□□，脾经血虚痞也，不可克伐，遂用六君子加常□□□□□渐复，诸症渐愈，乃朝用五味异功散，加升麻□□□□，□功散加当归芍药而愈。

一小儿肝疳，白膜遮睛，筋泔泻血，肾疳身瘦疮疥，骨疳喜卧冷地，又治胃怯不言，解颅，并年长不能行者，用六味丸各等分，炼蜜为丸，久服神效。

一小儿潮热发搐，痰涎上壅，手足指冷，申酉时左腮青色隐白，用补中益气汤，调补脾胃，六味丸滋养肝肾而痊。

一小儿三岁因惊搐搦，发热痰盛，久服抱龙丸等药，面色或赤或青。此心肝二经，血虚生热风痰也，用六味丸滋肾生血，用六君、柴胡、升麻调补脾胃而安。

一小儿伤食发丹，服发表之剂，手足搐搦，服抱龙丸，肉润痰盛。余谓脾胃亏损，而变慢惊也，无风可驱，无痰可逐，只宜温补胃气，遂用六君加附子一剂而愈。

一小儿抽搦，痰涎自流，或用惊风之药益甚，视其□□□□，余用六君、补中益气二汤，补脾肺而愈。

一小儿五岁，因看会见妆鬼脸，被惊吓，两眼睛翻向外，视物□觉，□□子曾出痘疹，□□□□

□子发热，似有将出之□，其家果召余治，□□，泡出汗，慢火熬成膏。涂儿两眼胞上下，一出痘疹，收靥后，其眼复旧。

一小儿年十一岁，夜间忽然身发大热，头痛身痛，□□□□□。治时方盛暑，予初闻以为此必感暑症也，挟暑药以往，及至，详问其致病缘由，又细察其脉，乃知系是感寒而非感暑也，因谕以必须发汗，其母又以现今多汗为宜。曰此汗不可作数，必须用药发汗，方可除病，因制发散药一大剂，用防风、羌活各六分，陈皮、甘草各三分，小川芎、白芷各四分，赤芍五分，香薷、干葛各一钱二分，苍术、苏叶、生香附各八分，生姜水煎热服，取汗，至天明而身热、头痛、身痛等症尽除。再服清解药数剂，调理旬日而安。

一小儿八岁，患伤寒头痛、身疼、发热，口干面赤无汗，诸医以伤寒治之，百药罔效，已经旬日，袖手待毙。余以龙脑安神丸一服，其汗如雨即痊。

一小儿年外感风邪，服表散之剂，汗出作喘此邪气去而脾肺虚也。用异功散而汗喘止，再剂而饮食进。

一小儿沉默昏倦，肢冷惊悸，其纹如弓之向里，此属胃气虚而外感寒邪也，先用惺惺散以解外邪，调胃气诸症痊，但手足冷，又用六君子汤调补元气而安。

一小儿伤食，呕吐发热面赤，服消导清热之剂，饮食已消，热亦未退，余以为胃经虚热，用六君升麻柴胡四剂而痊。

一小儿十四岁，伤食发热，服消食丸，胸腹膨胀，发热作渴，此脾气复伤也，先用四君升麻柴胡饮食渐进，用补中益气汤而愈。

一小儿伤食发热，抽搐呕吐喘嗽，属脾肺虚气有热，用六君炒黑黄连栀子而愈。

一小儿伤食腹胀胸满有痰，余用异功散而痊，后复伤食腹胀作痛，或用药下之，痛即止而胀宜甚，更加喘粗，此脾气伤而及于肺也，用六君加桔梗调补而痊。

一小儿停食服通利之剂，作呕腹胀，此脾胃复伤也，用补中益气汤而愈。

一小儿年二岁，泄泻不止，医用药不效，抱来予看，见其面赤身发热，口渴又甚，初疑其热泻，用四苓散，加木通车前子，略加姜汁炒黄连少许，一剂与之。又看其儿神气困倦，疑其未必热也。戒之曰，此药煎熟，姑用酒盏少与半盏，若服不相宜即止，勿服速来换药。其儿服药半酒盏，泄不止而又呕吐。其母又抱来看，而其身热面赤口渴，则如故也。余知其脾胃极虚，则阳气无所依，四欲外散是以身热。脾胃极虚，则津液内枯，是以口渴，用人参五分炒白术，□分炒干姜。官桂各三分，白茯苓、扁豆、姜汁炒，山药 炒，各六分，广陈皮，甘草，各四分，生姜一片去皮，焦枣一个去核，洗净同煎，与之服一剂而泄止，二剂而全安。

一小儿才满十个月，其姐尝抱往日中中暑气，水泻数日不止，其母不知，错说因是感寒，用苏散药不效，用分利药久不效，其泄频数而急滑似虚。予细查详问，知其病因于受暑气也，用益元散匙稍服之少止。然其泻已久，神气困倦已极，眼皮垂而哭泪不出，父母及旁人皆以为必死，不必服药矣。予曰但得泻止，即可望苏，用茵陈研末一钱，车前炒研一钱，合成益元散二钱，共和匀每次白滚水调四分频频服之，服一半而泻止，小便渐利渐能饮乳，越二日而全安。

一小儿先饮食后即泻，先用六君、升麻、神曲、山楂而止，又用五味异功散加升麻而痊后，吐泻腹痛用保和丸二服，又用异功散调补脾气而安。

一小儿伤食作泻，腹胀四肢浮肿，小便不利。先用五苓散加木香旬余，诸症渐退，又用五味异功散为主，兼以加减肾气丸，又旬日二便调和饮食渐进浮肿全消，乃以异功散调理而安。

一小儿因惊久泻，面色青黄，余谓肝木胜脾土也，朝用□□益气汤，夕用五味异功散加木香，子母俱服而愈。

一小儿久泄兼脱肛，小腹重坠，四肢浮肿，面色萎黄时或兼青，诸药到口即呕吐。审乳母忧郁伤脾，大便不实，先用补中益气汤、异功散及四神丸调治，不两月子母并愈。

一小儿腹胀食后即泻，手足逆冷，此脾气虚寒也，先用人参理中丸，后用六君子汤而愈。

小儿吐泻，色白乳食不化，露睛气喘，此脾肺不足形病俱虚也，先用异功散加桔梗柴胡顿愈，再用补中益气汤而安。

一小儿因惊吐泻，腹胀先用六君、木香、柴胡治之，稍可又以五味异功散而愈，后因惊搐痰甚或用镇惊化痰之药倦怠不食，而泄益甚先用异功散加木香、钩藤四剂而愈。

一小儿面黄肌瘦，泄泻无度腹胀如皷不思饮食，百药不效，予教用好生白术酒磨浓汁以温酒，调空心服二三日即愈。

一小儿患痢脱肛色，赤或痛用补中益气汤送香连丸而愈，后伤食作泻复脱肛不入，仍用前汤更以蓖麻仁研涂顶门而愈。

一小儿患痢，口干发热，用白术散兼与恣饮时与白术□下香连丸而安。

一小儿久痢里急后重，欲去不去，手足并冷，此胃气虚寒下陷也，用补中益气汤加木香，补骨脂倍升麻柴胡而愈。

一小儿伤风咳嗽发热，服解表之剂加喘促出汗，余谓脾肺气虚，欲用补中益气汤加五味子补之，不信乃自服二陈叶皮枳壳而发搐，痰涌仍用前药加钩藤而痊。

一小儿喉中痰壅喘甚，用巴豆一粒捣烂，以棉花包裹，男左女右塞鼻，痰即坠下。

一小儿患喘，服发汗之剂，汗出而喘宜甚。用异功散顿愈，又用六君子汤而痊愈。

一小儿因母有哮病，其母遇劳即发，儿饮其乳亦嗽，用六君、桔梗、桑皮、杏仁治之，母子并愈。

一小儿初生，宜先浓煎黄连甘草汤，急用软绢或丝绢包裹，蘸药抠出口中恶血，倘或不及，即以药汤灌之，待吐出恶沫，方与乳吃，令出痘亦稀少。

一小儿生四五个月，止与乳吃六个月以后，方予稀粥哺之，周岁以前切不可吃荤腥并生冷之物，令儿多疾。若待二三岁后，脏腑稍壮，才与荤腥方好。

一小儿初生脐带脱落，取置新瓦上用炭火四围烧至烟将近，放土地上，用瓦砖之类盖之存性，研为细末，预将□透明者□□□□末水飞过，脐带若有五分重，朱砂用五厘，生地黄、当归身煎浓汁一二蚬壳，调和前两味，抹儿上腭间及乳母乳头上。一日之内，晚至尽。次日大便遗下秽污浊垢之物，终身永无疮疹及诸疾。生一子则得一子，十分妙法也。

凡初生小儿口腭，病牙根生白点，名马牙，不能食乳，此与鹅口不同，稍缓即不能救，多至夭伤，急用针缠筋头上，将白点挑破出血，用好京墨磨薄荷汤，以手指捻母油头发，蘸墨遍口唇擦之，勿令乳食。待睡一时醒，方与乳食再擦之。

一小儿月内发搐闭塞，乃风邪所伤，以六君子汤加桔梗、细辛，子母俱服，更以葱头七茎，生姜一片，细擂摊纸上，合置掌中。令热，急贴囟门少许，顷，鼻利搐止。

一小儿未满月发搐，呕乳腹胀作泻，以乳伤脾胃，用五味异功散，加漏芦，令母服之子亦服，匙许遂愈。

一小儿行迟齿迟解颅，囟填五软鹤膝，肾疳齿龋睛白，多愁。凡此皆因禀受肾气不足，当以六味丸加鹿茸补之，若因经气未满而御女以通多，致头目眩晕作渴，吐痰或发热足热，腰腿酸软，或自汗盗汗，二便涩痛，变生诸疾，难以名状。余常用六味八味二丸，及补中益气之剂，加减用之，无不奏效。

弘扬国粹、传承中医，从典籍整理做起

中华人民共和国科学技术部科技基础性工作专项资金项目
中医药古籍与方志的文献整理（课题号：2009FY120300）

　　中医古籍是中医学术的重要载体，蕴涵了宝贵而丰富的资料和文化原创潜质。中医古籍不可再生，对其整理和研究是实现抢救性保护的重要手段，这对于中医药学术传承和发扬具有重要意义。

　　本次出版的 40 余种中医珍稀古籍，是从未单行点校整理出版的珍本医籍中遴选而来。本套丛书的选辑通过书目考察、实地调研、辨析内容、核实版本、详查书品，从学术价值、文献价值、版本价值、书品状况等方面进行综合评价，选择其中学术价值和文献价值较高者。除按照现行古籍整理方法予以标点、校对、注释外，为突出所选古籍学术特色和价值，由点校整理者在深入研究原著的基础上，对每一种古籍撰写导读，包括全书概述、作者简介、学术内容与特色、临床及使用价值等，对于读者阅读掌握全书，大有裨益。几易寒暑，书凡 40 余册，结集出版，总其名为"中医药古籍珍善本点校丛书"，以飨读者。

中医药古籍珍善本

中医药古籍珍善本点校丛书

一、医经

《黄帝内经始生考》 定价：22.00 元
（明）佚名 撰著
《难经古注校补》 定价：22.00 元
（清）力钧 著

二、外科

《外科集验方》 定价：18.00 元
（明）周文采 编撰

三、妇、儿科

《女科心法》 定价：22.00 元
（明）郑钦谕 撰
《胎产大法》 定价：18.00 元
（清）程从美 著
《新刻幼科百效全书》 定价：28.00 元
（明）龚居中 撰
《幼科集粹大成》 定价：18.00 元
（明）冯其盛 编撰

四、五官科

《白驹谷罗贞喉科·眼科六要》 定价：18.00 元
（清）罗贞 // （清）陈国笃 撰
《眼科启明》 定价：26.00 元
（清）邓雄勋 撰

五、通治

《士林余业医学全书》　　　　　定价：58.00元

（明）叶云龙 撰

《医学脉灯》　　　　　　　　　定价：28.00元

（清）常朝宣 著

《灵兰社稿》　　　　　　　　　定价：48.00元

（清）佚名 撰

《太素心法便览》　　　　　　　定价：24.00元

（明）宋培 撰

《医家赤帜益辨全书》　　　　　定价：86.00元

（明）吴文炳 撰

《医学原始》　　　　　　　　　定价：38.00元

（清）王宏翰 著

《名医选要》　　　　　　　　　定价：68.00元

（明）沈应旸 著

《医林口谱六治秘书》　　　　　定价：46.00元

（清）周笙 纂集

《敬修堂医源经旨》　　　　　　定价：68.00元

（明）余世用 著 李日宣 编

六、方书

《神效集》　　　　　　　　　　定价：24.00元

（清）无名氏 著

《新刻经验积玉单方》　　　　　定价：16.00元

（明）艾应期 撰

《脉症治方》　　　　　　　　　定价：28.00元

（明）吴正伦 著

《汇生集要》　　　　　　　　　　定价：36.00元
（清）陈廷瑞　著
《悬袖便方》　　　　　　　　　　定价：28.00元
（明）张延登　著

七、本草
《要药分剂补正》　　　　　　　　定价：68.00元
（清）刘鹗补正

八、医案医话医论
《婺源余先生医案·续貂集》　　　　定价：28.00元
（清）余国佩　著 //（清）刘文正　著
《冰壑老人医案·东皋草堂医案》　　定价：26.00元
（明）金九渊　撰 //（清）王式钰　撰
《鲁峰医案》　　　　　　　　　　定价：16.00元
（清）鲁峰　撰
《倚云轩医案医话医论》　　　　　　定价：48.00元
（清）方耕霞　著
《续名医类案》　　　　　　　定价：350.00元/套
（清）许勉燉　辑著
《清代三家医案合编》　　　　　　定价：36.00元
（清）吴金寿　汇辑
《崇陵病案》　　　　　　　　　　定价：18.00元
（清）力钧　著
《奇效医述·两都医案》　　　　　　定价：28.00元
（明）聂尚恒　著//（明）倪士奇　著
《大方医验大成》　　　　　　　　定价：28.00元
（明）秦昌遇　撰

九、诊法

《太素脉要·脉荟》　　　　　　定价：16.00 元

（明）程大中　著 //（明）程伊　著

十、伤寒金匮

《伤寒选录》　　　　　　　　　定价：99.00 元

（明）汪机　辑

《金匮方论衍义》　　　　　　　定价：36.00 元

（明）赵以德　著

《高注金匮要略》　　　　　　　定价：68.00 元

（清）高学山　撰

十一、针灸

《铜人徐氏针灸合刻》　　　　　定价：38.00 元

（明）徐凤　著

《罗遗编》　　　　　　　　　　定价：18.00 元

（清）陈廷铨　撰

十二、养生

《卫生要诀》　　　　　　　　　定价：18.00 元

（清）范在文　著

《张三丰医学三书》　　　　　　定价：68.00 元

（明）孙天仁等　编辑

学苑出版社医药编辑室

陈　辉　付国英

2015.5